견갑골 다이어트

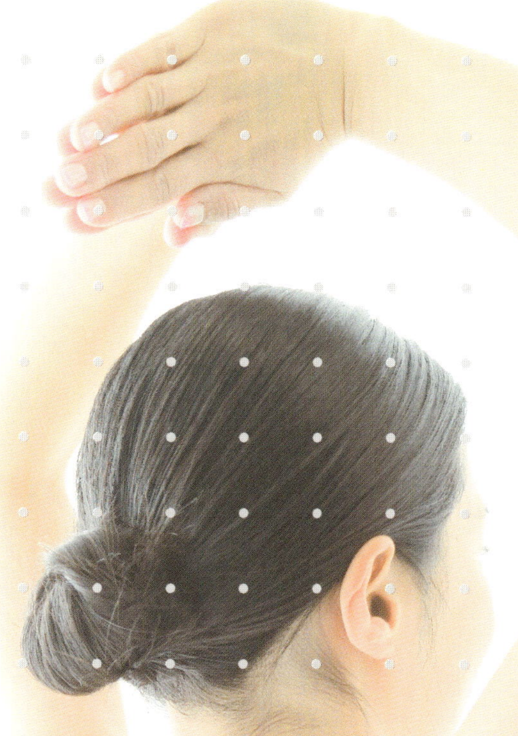

하루 5분
견갑골 다이어트

하루 5분, 견갑골 다이어트

초판 1쇄 인쇄_ 2011년 8월 5일
초판 1쇄 발행_ 2011년 8월 10일

지은이_ GETTAMAN
옮긴이_ 송수영
펴낸이_ 명혜정
펴낸곳_ 도서출판 이아소

디자인_ 황경성

등록번호_ 제311-2004-00014호
등록일자_ 2004년 4월 22일
주소_ 121-850 서울시 마포구 성산동 591-4번지 대명비첸시티 1503호
전화_ (02)337-0446 팩스_ (02)337-0402

책값은 뒤표지에 있습니다.
ISBN 978-89-92131-48-3 13510

도서출판 이아소는 독자 여러분의 의견을 소중하게 생각합니다.
E-mail: iasobook@gmail.com

하루 5분의 기적

《하루 5분 견갑골 다이어트》는 견갑골을 움직여 견갑골과 그 주변의 갈색지방세포를 자극하고 지방을 연소시키는 다이어트법이다. 아침저녁으로 하루 2회, 5분간 스트레칭을 하고 균형 잡힌 식사를 병행함으로써 간단하게 다이어트에 성공할 수 있다. 몸속 깊숙이 자리 잡고 있는 이너 머슬(inner muscle)까지 자극하는 스트레칭이므로 누구나 꾸준히 실천하면 경이적인 성과를 얻을 수 있다.

이 방법은 오랫동안 유명 여배우와 모델, 정치인의 컨설턴트로 활동하면서 축적한 수많은 경험을 통해 탄생하였다. 모쪼록 많은 분들이 함께 실천해보길 바란다.

여러분 속에 잠자고 있는 잠재능력의 단 1%라도 깨우는 데 도움이 된다면 나로서는 더할 나위 없이 기쁜 일이다.

GETTAMAN

CONTENTS

part 04 만지고 누르면 라인이 살아난다
－부위별 림프케어

GETTAMAN식 견갑골 다이어트의 기본

Ⅱ

아침·저녁 5분간 기본 스트레칭

+

날씬 식사법

GETTAMAN식 견갑골 다이어트의 근간은 기본 스트레칭과 식사법이다.
기본 스트레칭을 아침저녁으로 하면서
날씬 식사법을 1개월간 실천해보자.

&

– 나만의 고민 –

다리 ● 허리(배) ● 얼굴 라인
스트레칭을 잠자기 전에 하면 효과 2배!

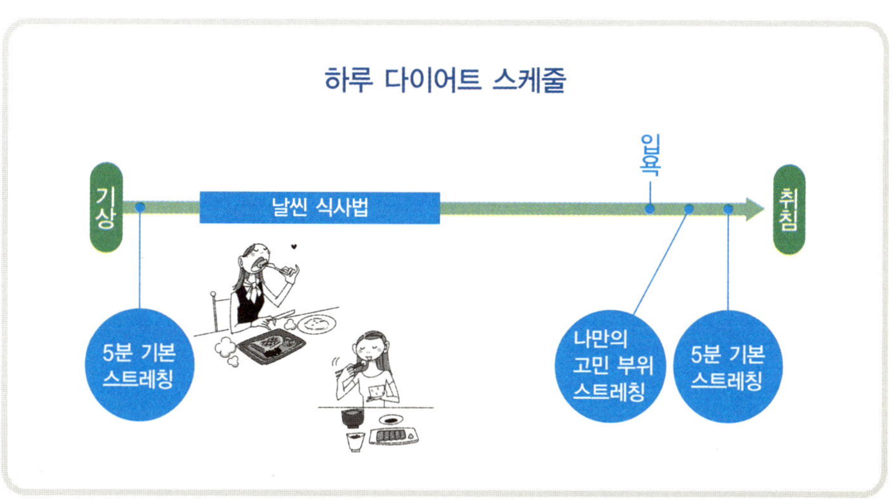

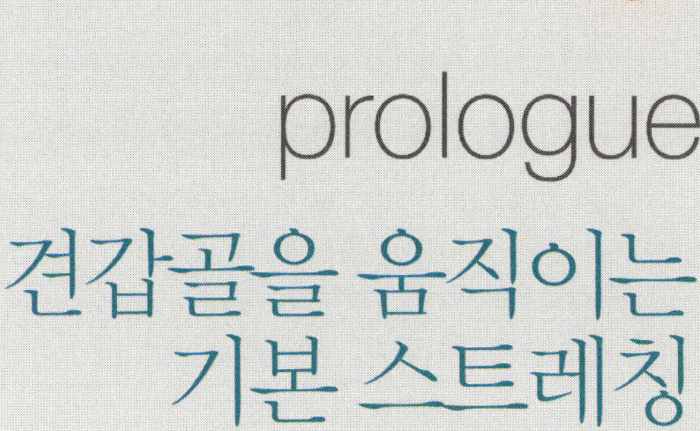

prologue

견갑골을 움직이는 기본 스트레칭

견갑골을 자극하는 스트레칭은
가장 효율적으로 지방을 연소하는 방법이다.
간단하지만 효과 만점인 견갑골 스트레칭의
기본 동작과 순서를 알아보자.

기본 스트레칭 포인트

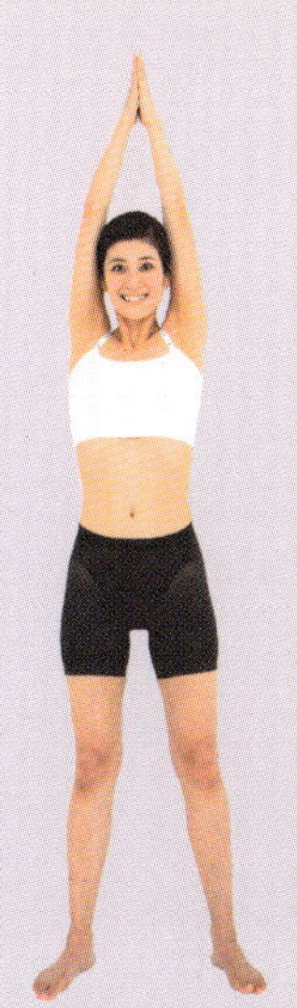

- ♠ 아침에 잠자리에서 일어난 직후 & 잠들기 직전,
  하루 2차례 실시한다.

- ♠ 각 동작은 30초를 기준으로 한다.

- ♠ 호흡을 끊지 말고 자연스럽게 할 것. '내쉬기'
  '들이쉬기'라는 지시가 있을 때만 지시대로 따른다.

- ♠ 처음에는 거울을 보면서 스트레칭하는 것을 원칙으로 한다.

기본 스트레칭은 다음 순서에 따른다

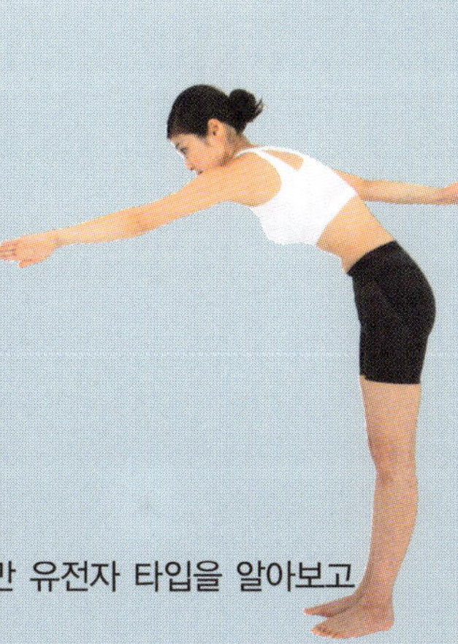

① 견갑골을 위아래로 돌린다.
② 견갑골을 상하좌우로 돌린다.
③ 견갑골을 한쪽씩 돌린다.
④ 어깨를 돌린다.
⑤ 견갑골을 비튼다.
⑥ 팔을 안쪽·바깥쪽으로 돌린다.
⑦ 견갑골을 뒤로 젖힌다.

8은 58쪽에 나와 있는 체크 테스트로 자신의 비만 유전자 타입을 알아보고
그에 해당하는 스트레칭 유형을 실시한다.

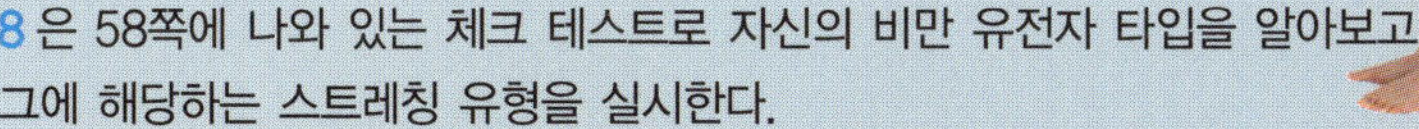

⑧ 비만유전자가 사과 타입인 사람　스탠딩 트위스트(Standing Twist)
⑧ 비만유전자가 서양배 타입인 사람　스탠딩 레그 레이즈(Standing Leg Raise)
⑧ 비만유전자가 바나나 타입인 사람　레그 풀 인(Leg Pull In)

견갑골을 위아래로 돌린다

견갑골이 가운데로 모이는 느낌
을 의식하면서 팔을 머리 위에서
가슴 언저리까지 내린다. 이 동작
만으로도 어깨가 한결 시원해지
는 것을 느낄 수 있다.

point
팔꿈치를
곧게 편다.

point
양손바닥을
꼭 붙인다.

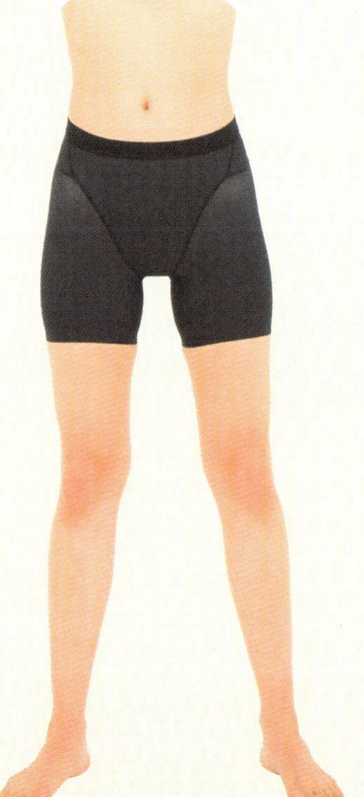

1

머리 위에서
손바닥을 모은다

다리를 어깨 너비만큼 벌리고
선다. 숨을 들이쉬면서 팔을 들
어올려, 머리 위에서 양손바닥
을 붙인다.

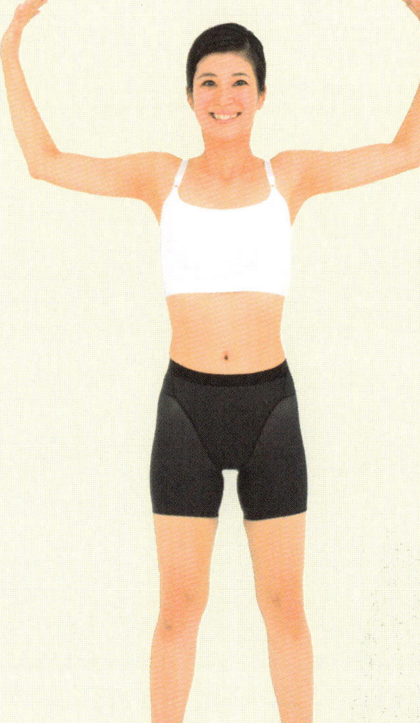

3

견갑골을 가운데로 모은다

견갑골을 중앙으로 모으고 숨을 천천히 내쉬면서 팔꿈치를 가슴 위치까지 천천히 내린다. 1~3의 동작을 반복한다.

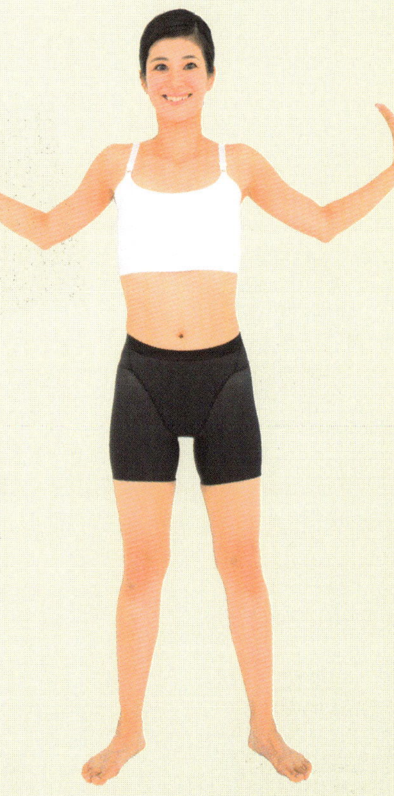

2

팔꿈치를 뒤로 잡아당긴다

팔꿈치를 약간 뒤쪽으로 당겨 견갑골이 중앙에 모이는 느낌을 의식하면서 팔을 천천히 내린다.

계속해서 기본 스트레칭 02로 넘어가자.

견갑골을 상하좌우로 돌린다

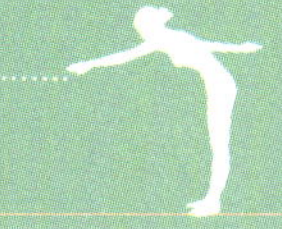

전신 근육을 사용하는 스트레칭
이다. 익숙해지면 동작을 더 크게
해보자.
깊숙한 내부 근육까지 자극이 가
해지는 것을 느낄 수 있다.

1

발끝을 바깥쪽으로
하고 선다

긴장을 풀고 선다. 발끝은 바깥
쪽을 향한다.

point
무릎을 완전히
펴지 말고
약간 굽힌다.

point
발끝은 바깥쪽을
향한다.

point
어깨 폭보다
약간 넓게
벌린다.

2

손을 앞에서 교차시킨다

팔을 곧게 편 채 손을 앞에서 교차시킨다.

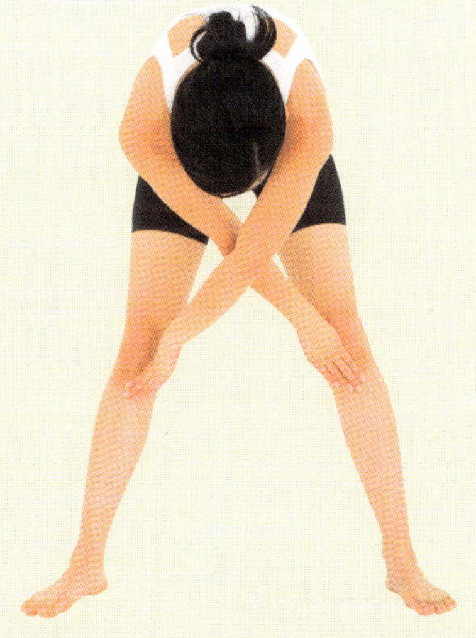

익숙해지면

손을 교차한 채 몸을 깊숙이 숙인다

깊이 인사하는 자세로 시작한다.

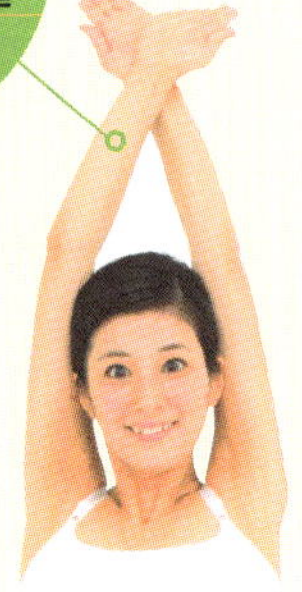

4

견갑골이 모이는 것을 의식하며 팔을 내린다

교차한 팔을 머리 위에서 벌린다. 견갑골이 중앙에 모이는 것을 의식하며 팔을 내린다.

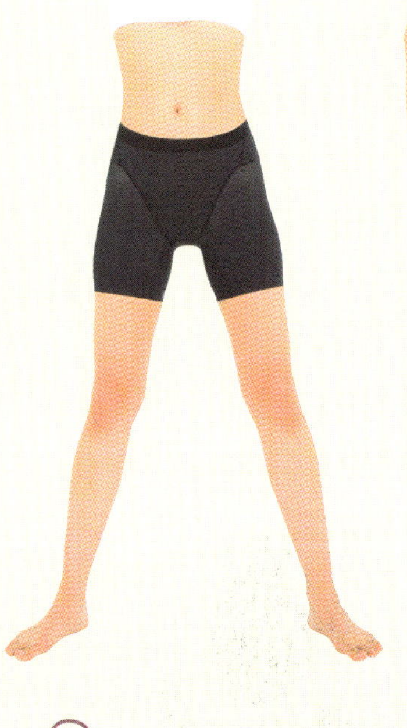

3

팔을 머리 위로 올린다

손을 교차한 채 머리 위로 올린다.

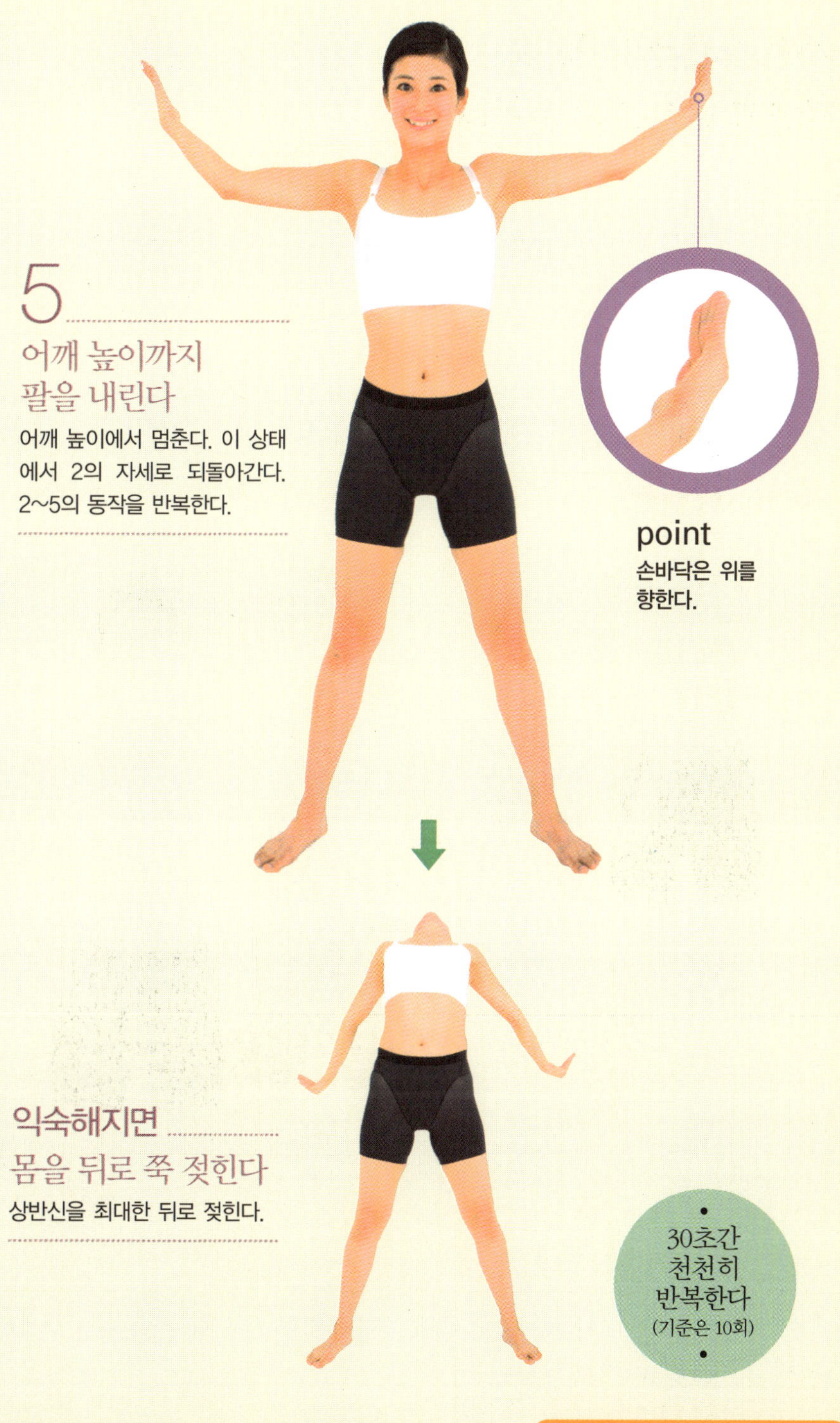

5

어깨 높이까지 팔을 내린다

어깨 높이에서 멈춘다. 이 상태
에서 2의 자세로 되돌아간다.
2~5의 동작을 반복한다.

익숙해지면
몸을 뒤로 쭉 젖힌다

상반신을 최대한 뒤로 젖힌다.

▶ ▶ ▶ ▶ ▶ ▶ ▶ ▶ ▶ 계속해서 기본 스트레칭 03으로 넘어가자.

견갑골과 함께 어깨를 돌리므로 어깨
결림을 풀어주는 효과도 있다.
평소 통증이 있는 부위를 의식하면서
동작을 하도록 하자.

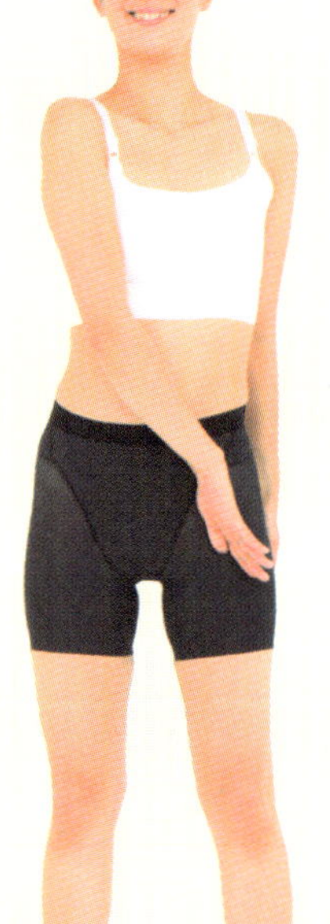

2
오른팔을 사선으로 올린다

오른팔을 쭉 펴서 머리 위 사선
으로 올린다.

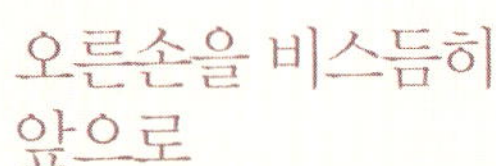

point
손바닥은 약간
바깥쪽을 향한다.

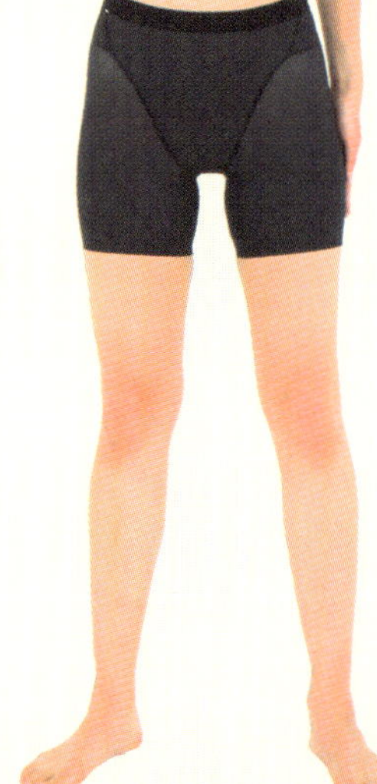

1
오른손을 비스듬히 앞으로

다리는 어깨 너비 정도로 벌린
다. 오른손을 왼쪽 허벅지 위치
에 둔다.

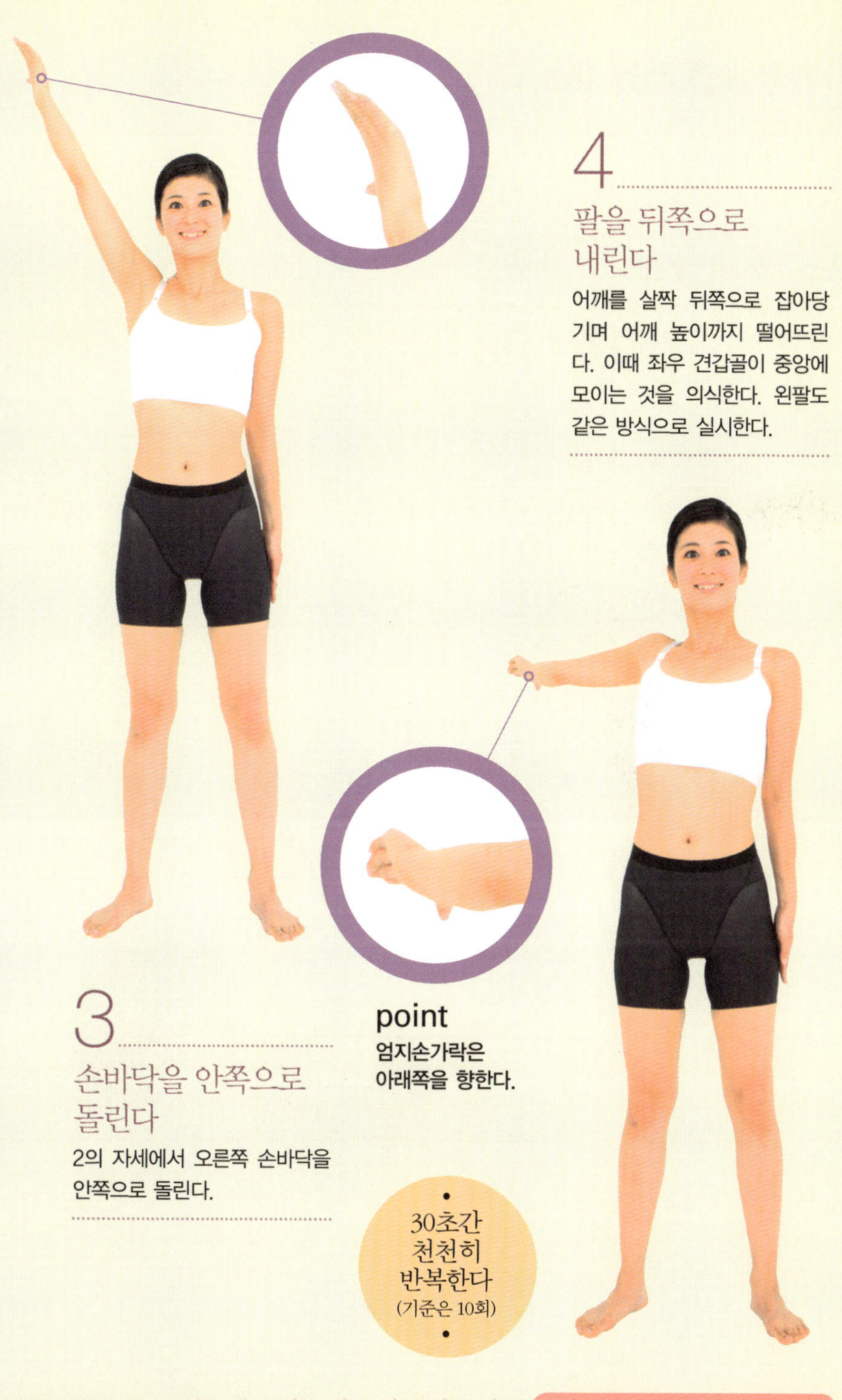

4 팔을 뒤쪽으로 내린다

어깨를 살짝 뒤쪽으로 잡아당기며 어깨 높이까지 떨어뜨린다. 이때 좌우 견갑골이 중앙에 모이는 것을 의식한다. 왼팔도 같은 방식으로 실시한다.

point
엄지손가락은 아래쪽을 향한다.

3 손바닥을 안쪽으로 돌린다

2의 자세에서 오른쪽 손바닥을 안쪽으로 돌린다.

30초간
천천히
반복한다
(기준은 10회)

계속해서 기본 스트레칭 04로 넘어가자.

어깨를 돌린다

팔꿈치를 굽혀 공을 뒤로 밀어내듯이 좌우 어깨를 차례로 돌린다.
견갑골만이 아니라 고관절까지 움직이는 스트레칭이다.

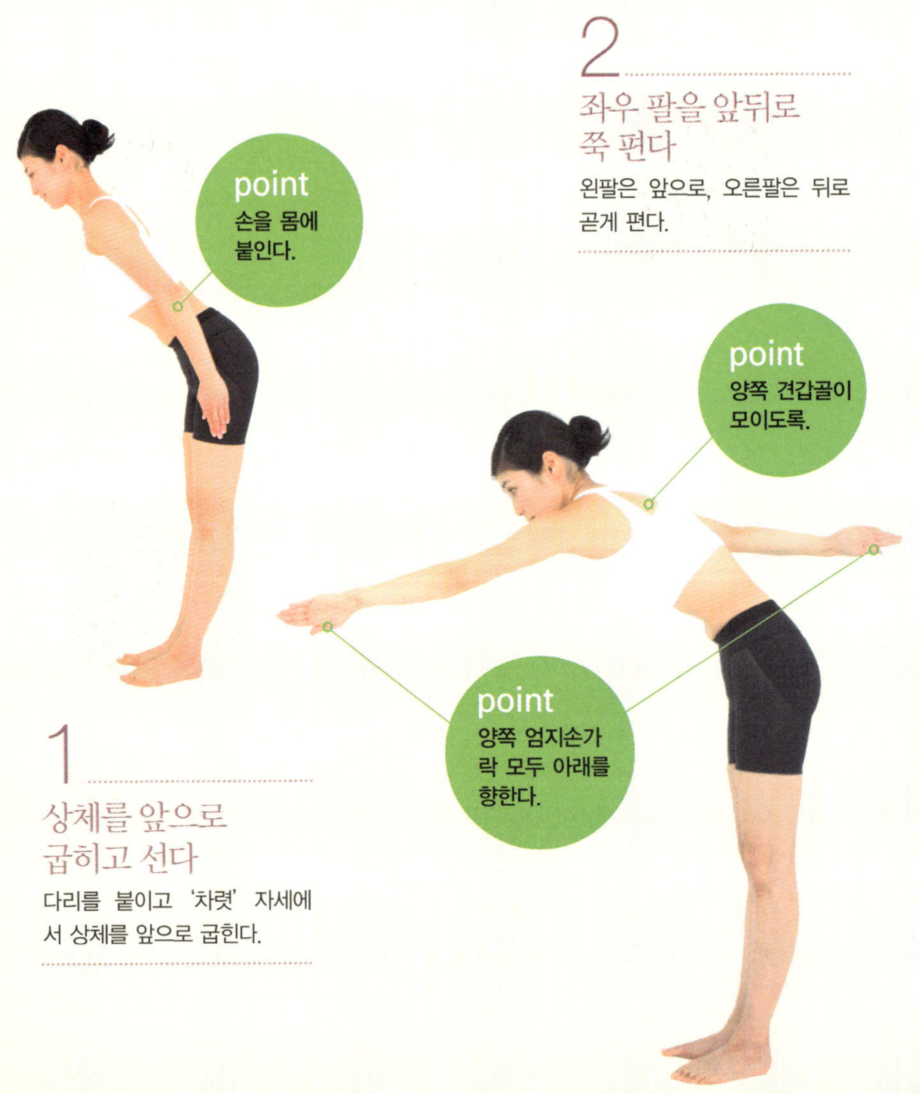

2
좌우 팔을 앞뒤로 쭉 편다

왼팔은 앞으로, 오른팔은 뒤로
곧게 편다.

1
상체를 앞으로 굽히고 선다

다리를 붙이고 '차렷' 자세에
서 상체를 앞으로 굽힌다.

3

어깨를 돌린다

왼쪽 팔꿈치를 굽혀 공을 밀어내는 모양으로 어깨를 뒤로 돌린다. 이때 오른쪽 어깨는 앞으로 나오게 한다. 오른쪽 어깨가 앞으로 나오고 왼쪽 어깨가 뒤로 돌아가면 팔을 똑바로 편다. 그 상태에서 오른쪽 어깨도 왼쪽 어깨와 같은 방법으로 돌린다.

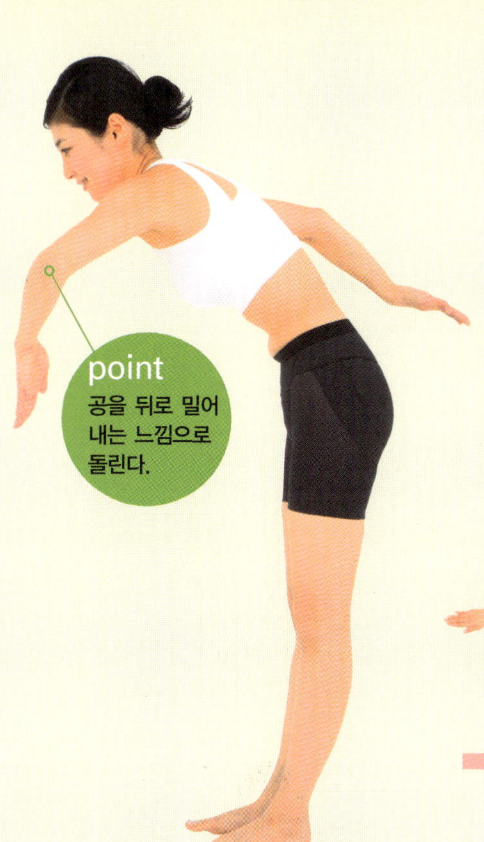

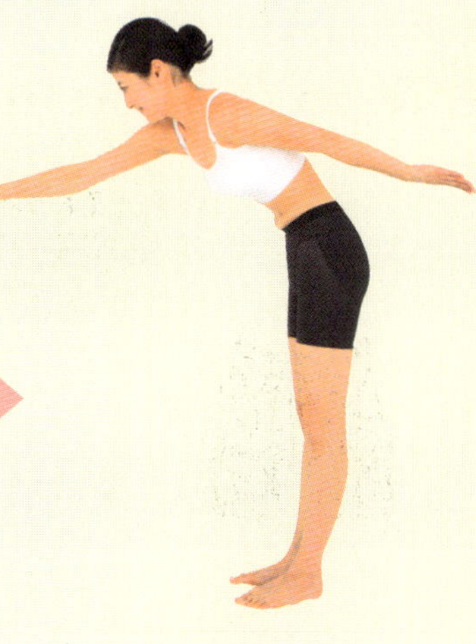

정면에서 보면 이런 자세(오른팔이 앞인 경우)

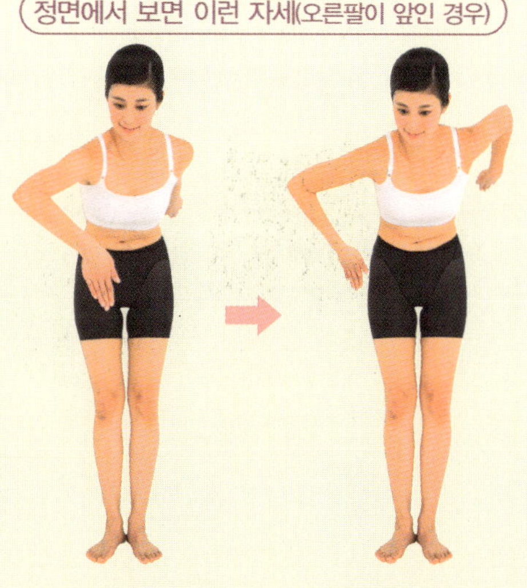

▶ ▶ ▶ ▶ ▶ ▶ ▶ ▶ ▶ ▶ 계속해서 기본 스트레칭 05로 넘어가자.

견갑골을 비튼다

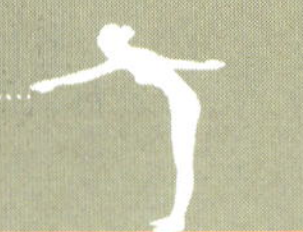

'견갑골 비틀기' 는 어깨를 사선으로 쭉 펴는 동작을 말한다.
동작은 간단하지만 효과는 충분하다.

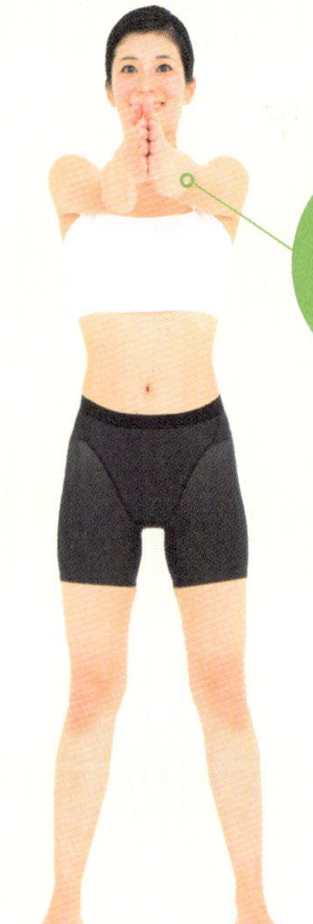

1

가슴 앞쪽에서 손바닥을 붙인다

다리를 어깨 너비 정도로 벌리고 선다. 팔을 똑바로 앞으로 펴서 가슴 앞쪽에서 손바닥을 붙인다.

2

오른손은 비스듬히 위로, 왼손은 아래로 뻗는다

팔은 힘을 주어 쭉 편다.

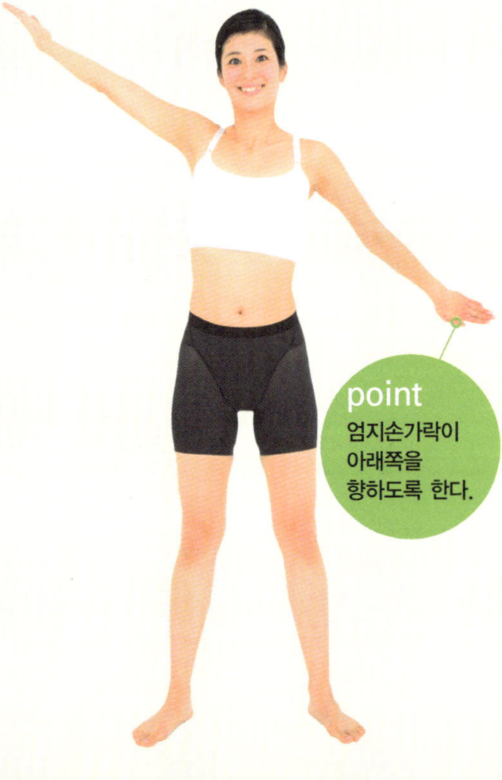

3

1의 자세로 돌아간다

다시 1의 자세로 돌아간다.

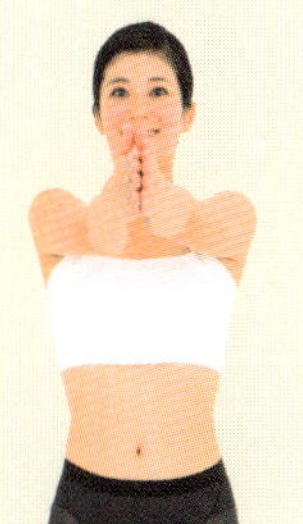

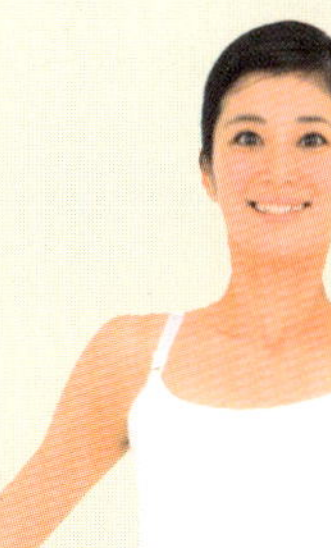

4

왼손을 비스듬히 위로, 오른손을 비스듬히 아래로 편다

2와는 좌우 반대 방향으로 뻗는다.

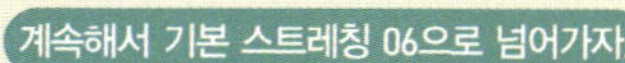

▶ ▶ ▶ ▶ ▶ ▶ ▶ ▶ ▶ 　계속해서 기본 스트레칭 06으로 넘어가자.

기본 스트레칭 06

팔을 안쪽 · 바깥쪽으로 돌린다

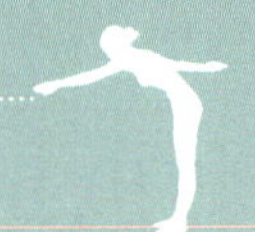

어깨를 쭉 펴서 견갑골을 정중앙에 모으는 스트레칭이다.
가슴 · 어깨 라인이 깔끔해지는 것을 느낄 수 있다.

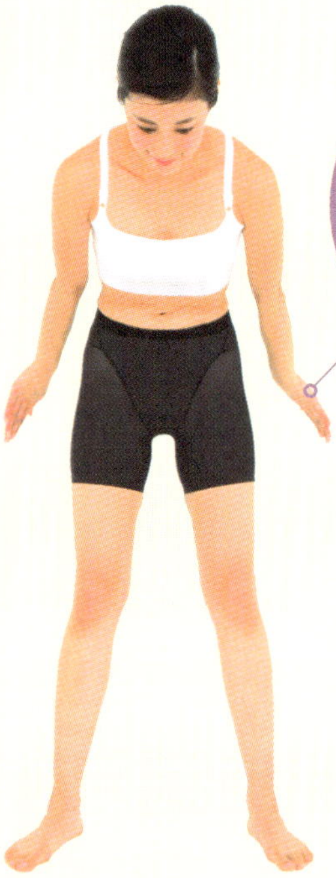

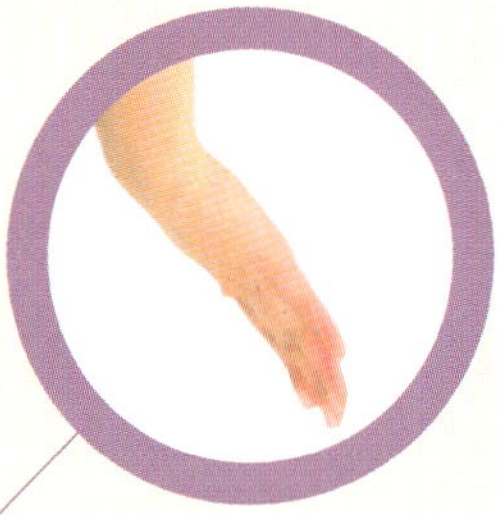

point
손바닥은 바깥쪽을 향한다.

1
팔꿈치를 안쪽으로 돌린다

다리를 어깨 너비 정도로 벌리고 선다. 어깨에 힘을 빼고 앞으로 몸을 숙인 뒤 팔꿈치를 최대한 안쪽으로 돌린다.

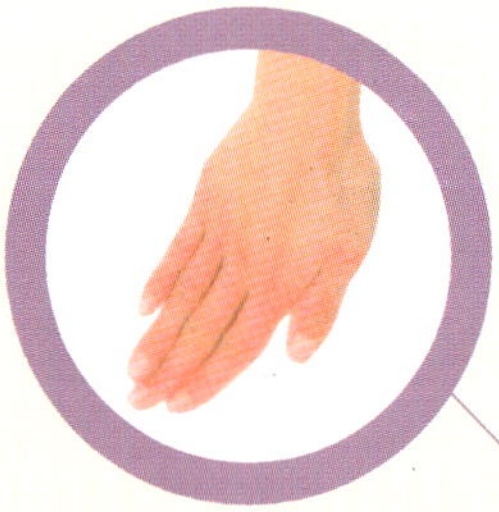

point
손바닥은 계속 바깥쪽을 향한다.

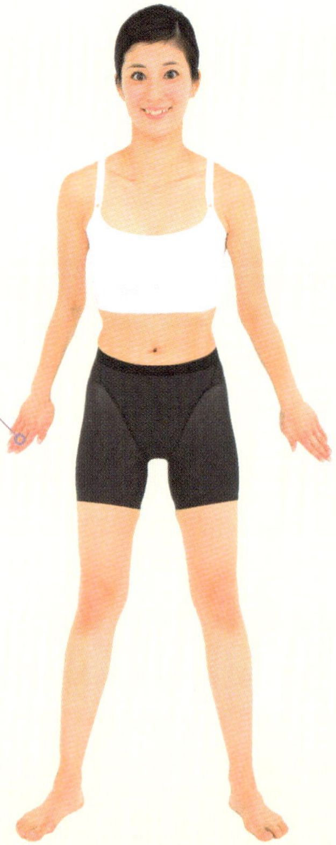

2
팔꿈치를 바깥쪽으로 돌린다

몸을 살짝만 펴고 팔꿈치는 최대한 바깥쪽으로 돌린다.

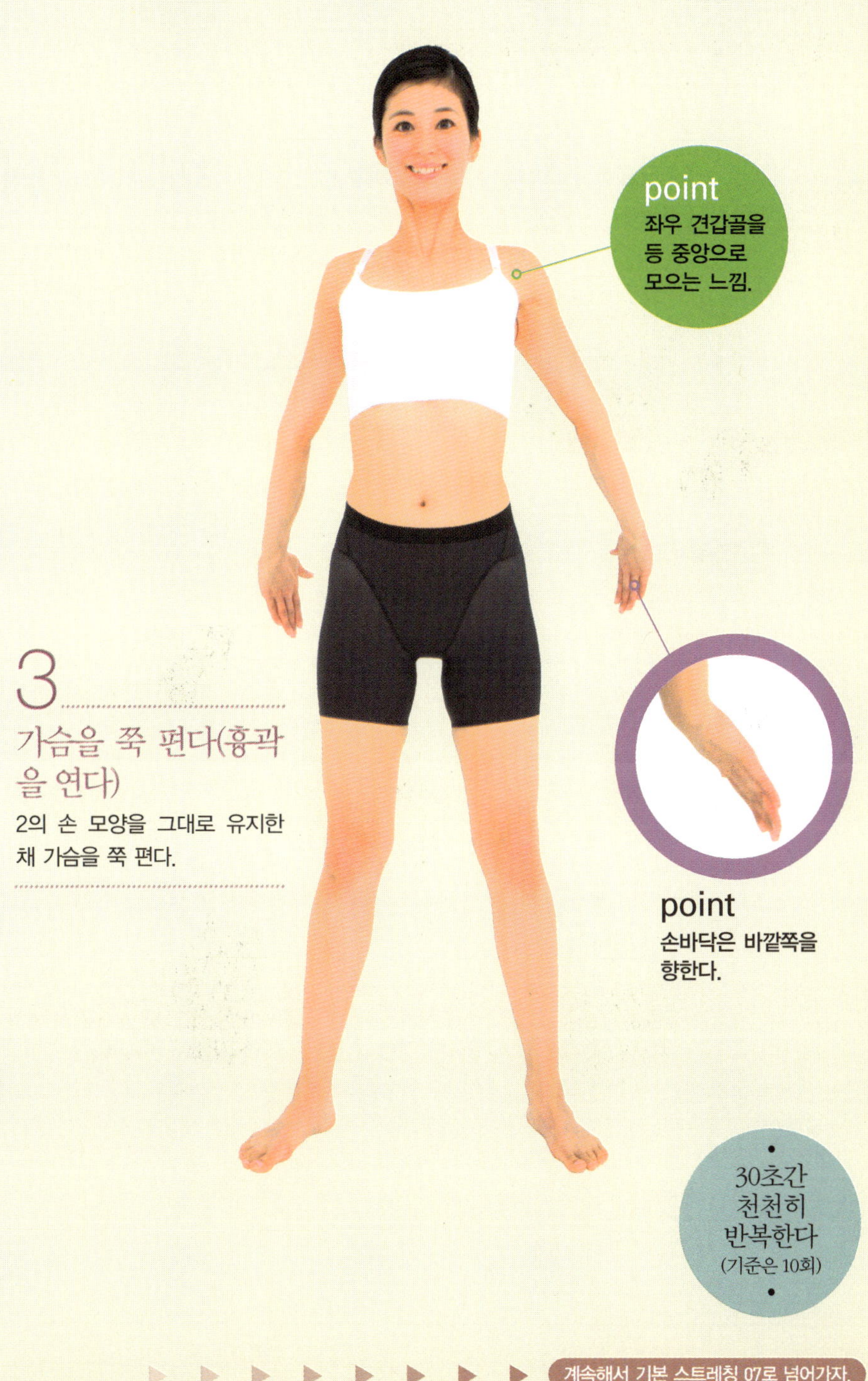

3

가슴을 쭉 편다(흉곽을 연다)

2의 손 모양을 그대로 유지한 채 가슴을 쭉 편다.

계속해서 기본 스트레칭 07로 넘어가자.

기본 스트레칭 07

견갑골을 뒤로 젖힌다

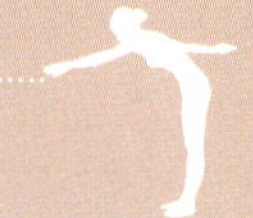

팔을 뒤로 당길 때 팔 전체 근육이 움직인다.
자연스럽게 가슴이 펴지고 배에 힘이 들어가므로 심층근도 단련된다.

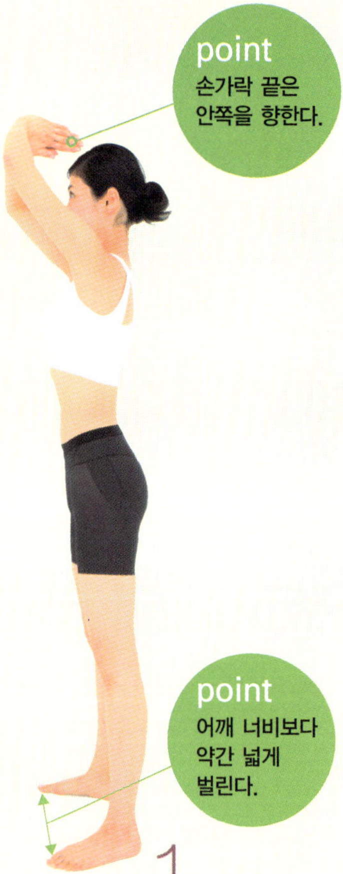

point
손가락 끝은 안쪽을 향한다.
point
어깨 너비보다 약간 넓게 벌린다.

1

양손을 이마 위에서 모은다

다리를 어깨 너비보다 약간 넓게 벌리고 선다. 양손을 이마 위에서 모은다.

2

손을 머리 위로 들어올린다

손바닥을 똑바로 편 채 이마 위로 들어올린다.

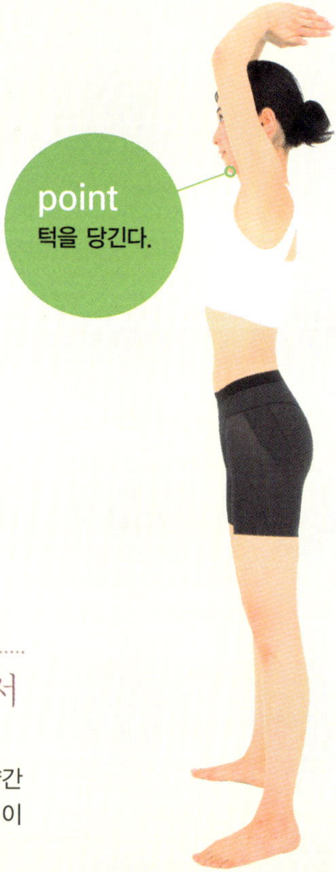

point
턱을 당긴다.

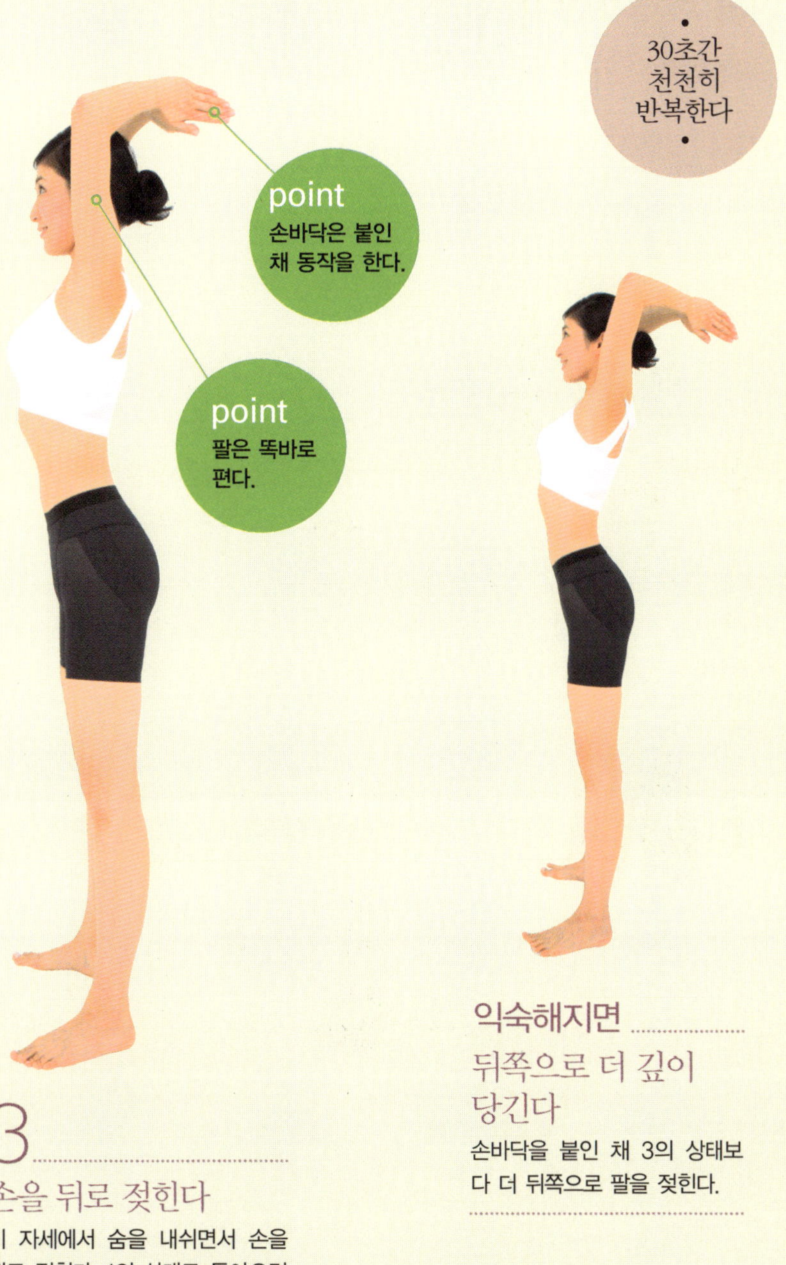

3

손을 뒤로 젖힌다

이 자세에서 숨을 내쉬면서 손을
뒤로 젖힌다. 1의 상태로 돌아오면
서 숨을 들이쉰다.

익숙해지면

뒤쪽으로 더 깊이
당긴다

손바닥을 붙인 채 3의 상태보
다 더 뒤쪽으로 팔을 젖힌다.

▶ ▶ ▶ ▶ ▶ ▶ ▶ ▶ ▶ 계속해서 기본 스트레칭 08(타입별)로 넘어가자.

비만 유전자가 사과 타입인 사람

기본 스트레칭 08

스탠딩 트위스트(Standing Twist)

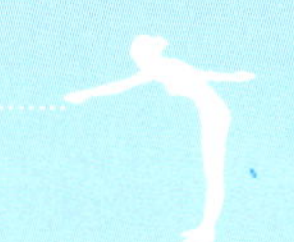

등을 쭉 펴고 팔꿈치와 무릎을 붙이는 느낌으로 자세를 취하는 것이 포인트.

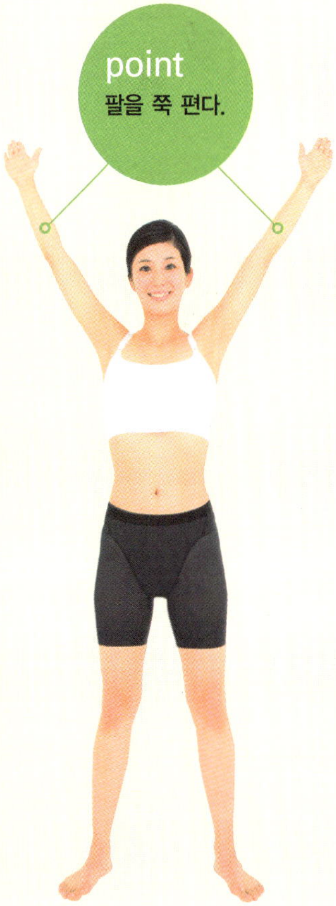

point
팔을 쭉 편다.

1

양손과 양다리를 크게 벌린다

양손 양다리를 어깨 너비보다 넓게 벌린다.

point
등은 굽히지 말고 쭉 편다.

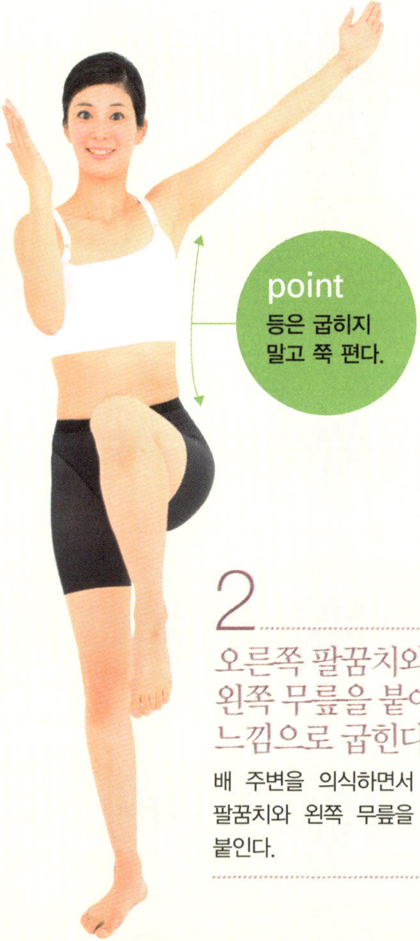

2

오른쪽 팔꿈치와 왼쪽 무릎을 붙이는 느낌으로 굽힌다

배 주변을 의식하면서 오른쪽 팔꿈치와 왼쪽 무릎을 가까이 붙인다.

3

오른쪽 팔꿈치와
왼쪽 무릎을 제자리로 한다

천천히 원래 자세로 돌아온다.

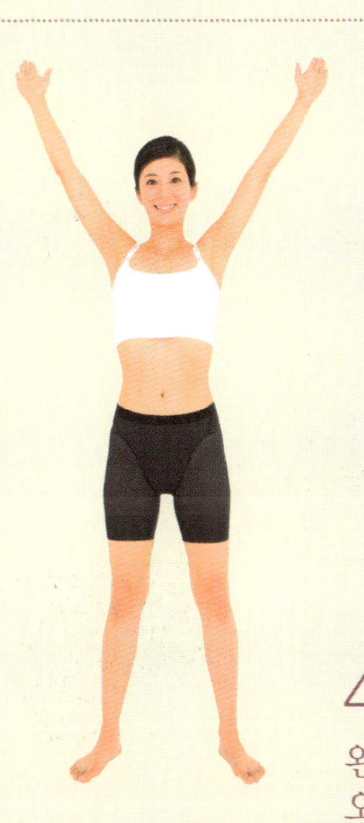

4

왼쪽 팔꿈치와
오른쪽 무릎을 붙이는
느낌으로 굽힌다

다음으로 왼쪽 팔꿈치와 오른쪽 무
릎을 붙이는 느낌으로 당겨준 뒤
다시 1의 상태로 돌아간다. 오른쪽
왼쪽 교대로 동작을 반복한다.

우선 36쪽 '비만 유전자'를 체크하여 자신의 스타일에 맞는 스트레칭을 하자

기본 스트레칭 08
스탠딩 레그 레이즈(Standing Leg Raise)

다리를 뒤로 쭉 뺄 때 등을 곧게 펴는 것이 포인트.
자연스럽게 몸속 근육이 움직인다.
처음에는 한쪽 다리로 서는 것이 불안정하지만 점점 익숙해질 것이다.

2
다리를 올려 바깥쪽으로 벌린다

1의 상태에서 몸을 똑바로 편 채 다리를 바깥쪽으로 수직으로 벌린다.

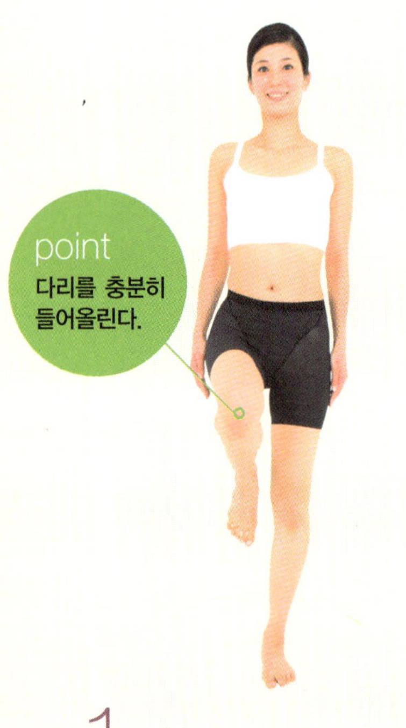

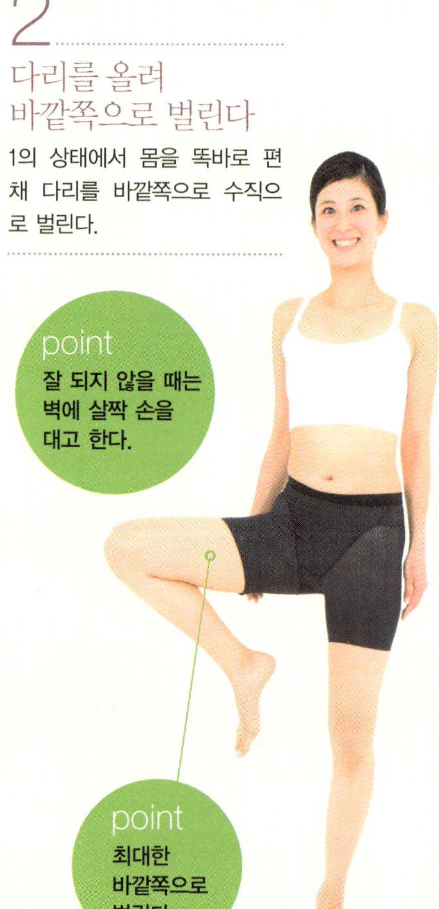

1
한쪽 다리를 수직으로 들어올린다

한쪽 다리를 수직이 되도록 들어올린다.

3

다리를 뒤로 쭉 편다

1의 자세로 다시 돌아와 그대로 다리를 뒤로 쭉 뺀다. 몸이 앞으로 나가지 않도록 등을 최대한 곧게 편다. 계속해서 다른 다리도 같은 방식으로 반복한다.

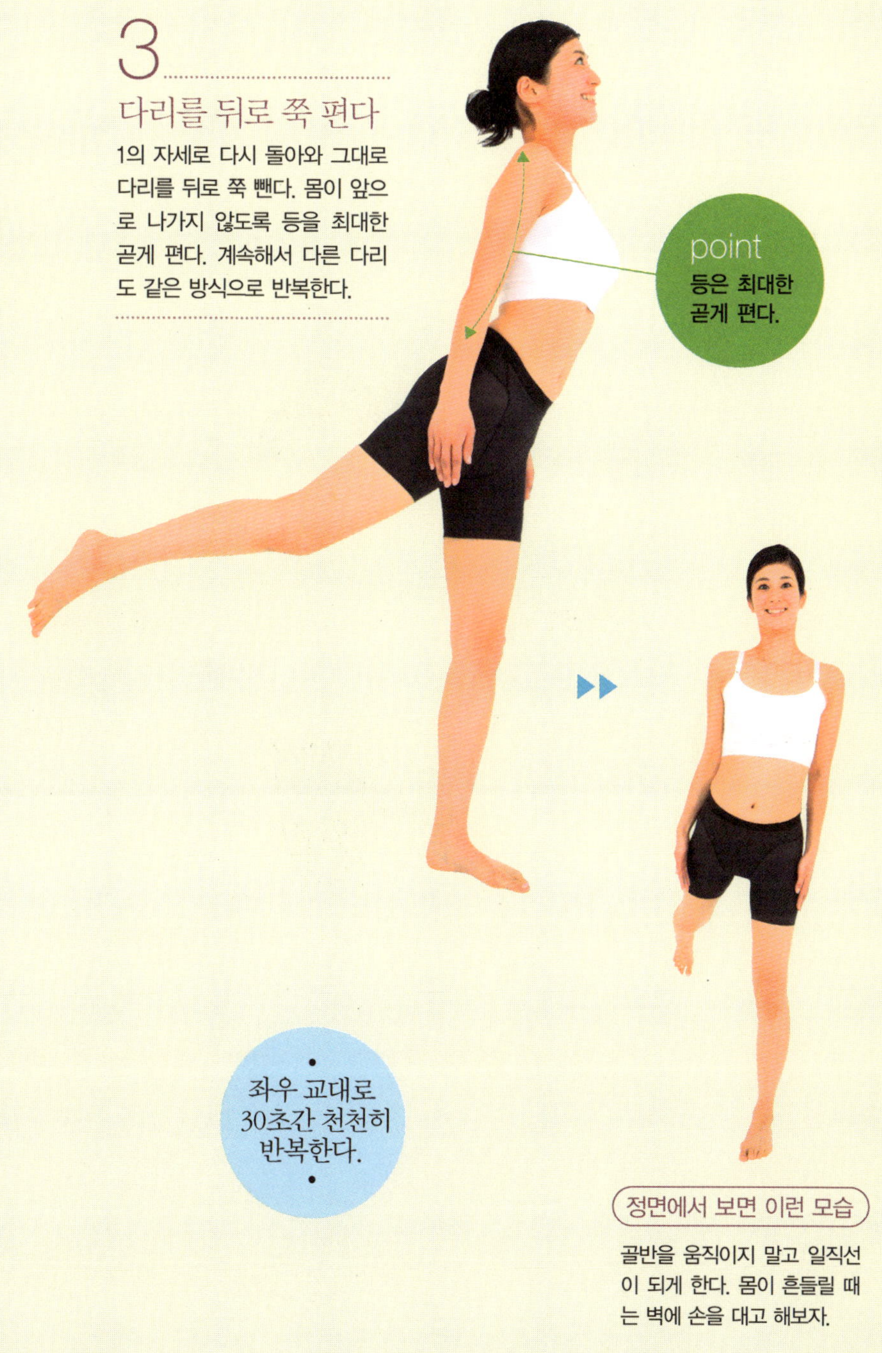

(정면에서 보면 이런 모습)

골반을 움직이지 말고 일직선이 되게 한다. 몸이 흔들릴 때는 벽에 손을 대고 해보자.

▶▶ ▶ ▶ ▶ 우선 36쪽 '비만 유전자'를 체크하여 자신의 스타일에 맞는 스트레칭을 하자

기본 스트레칭 08

레그 풀 인(Leg Pull In)

배와 허리로 몸을 지탱하면서 하는 스트레칭.
대요근을 비롯한 심층근을 강화한다.

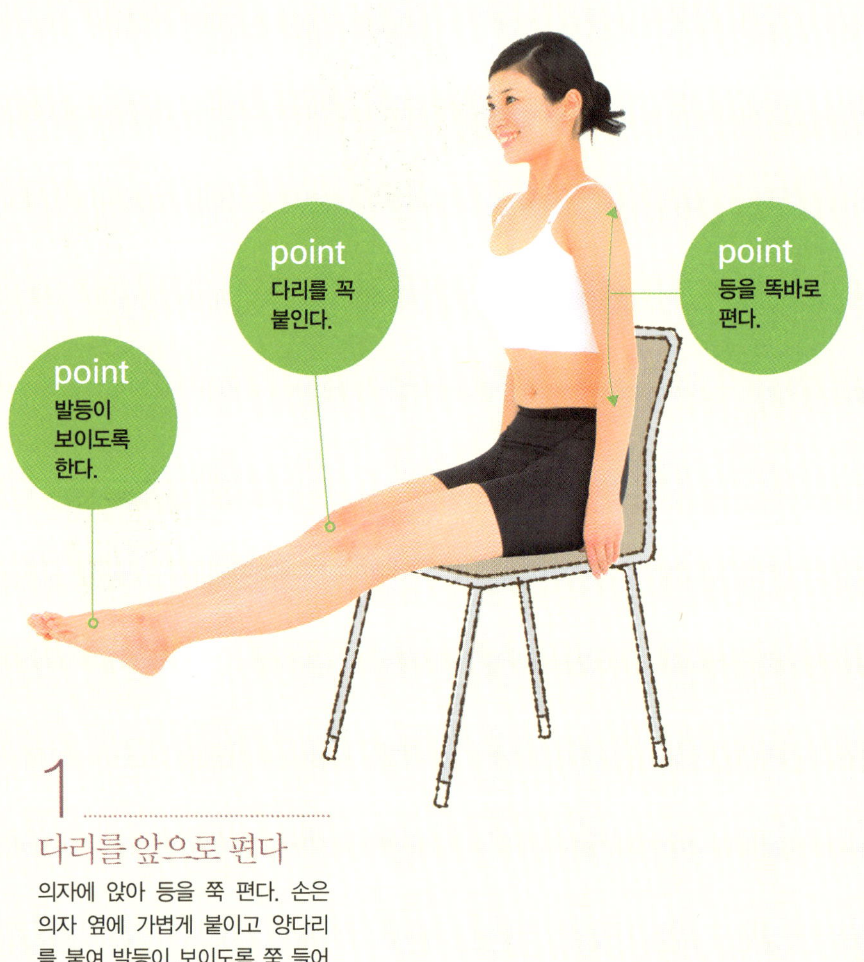

1

다리를 앞으로 편다

의자에 앉아 등을 쭉 편다. 손은
의자 옆에 가볍게 붙이고 양다리
를 붙여 발등이 보이도록 쭉 들어
올린다.

2
좌우 다리를 교대로 움직인다
좌우 다리를 위아래로 움직인다.

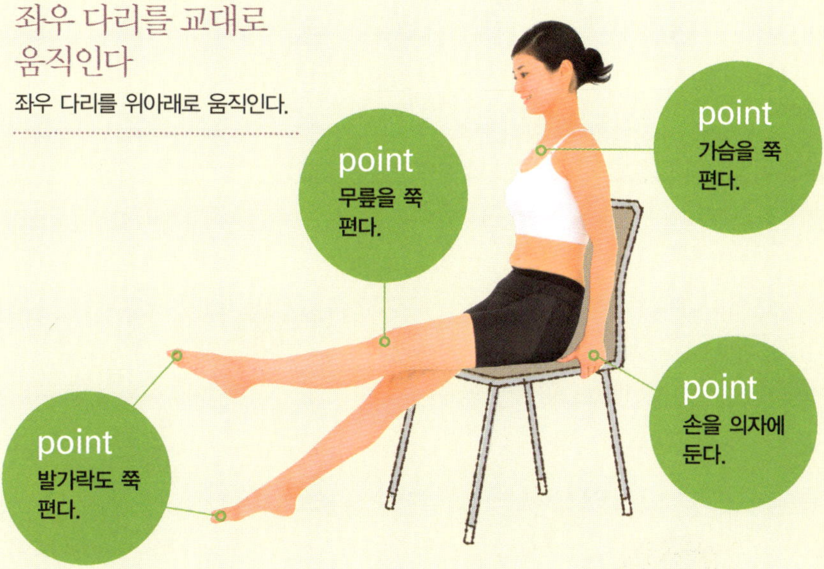

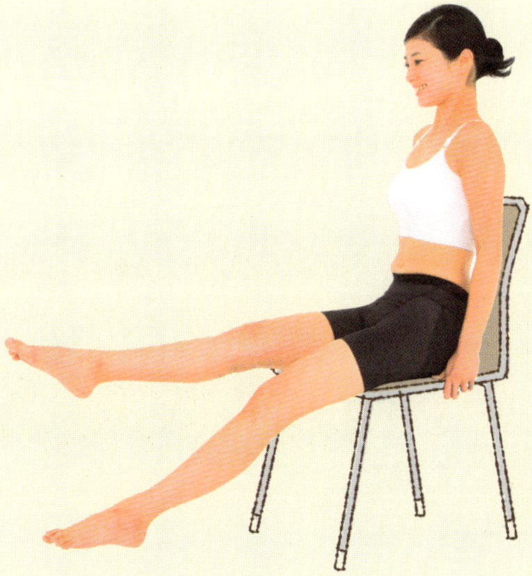

30초간
천천히
반복한다.

우선 36쪽 '비만 유전자'를 체크하여 자신의 스타일에 맞는 스트레칭을 하자

자신의 비만 유전자를 알아보자

'비만 유전자'에 대해 알고 있는가?
각자 가지고 있는 비만 유전자에 따라 다이어트법이 달라진다.
자신의 체형을 체크하고 그에 맞는 스트레칭과 식사법을 익히도록 하자.

자신에게 해당되는 항목에 체크한다.
해당되는 항목이 가장 많은 것이 나의 체형이다.

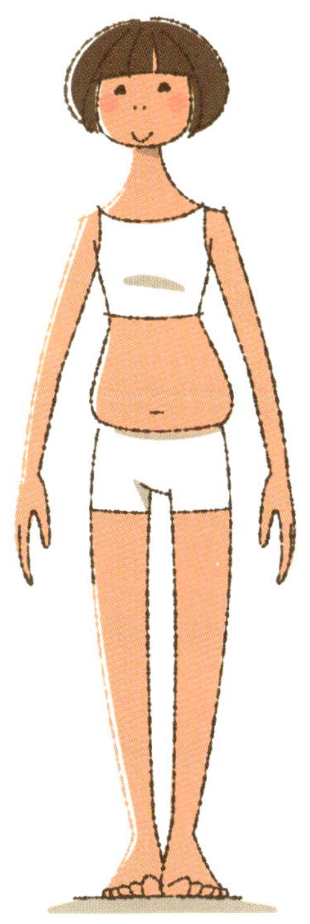

□ 배가 볼록 나와 있다.

□ 밥과 빵, 단팥 등 당질을 매우 좋아한다.

□ 배가 고프면 신경이 날카로워진다.

□ 개성이 강하며 꼼꼼하지 못하다.

위에 해당하는 당신은 ➡ 사과 타입

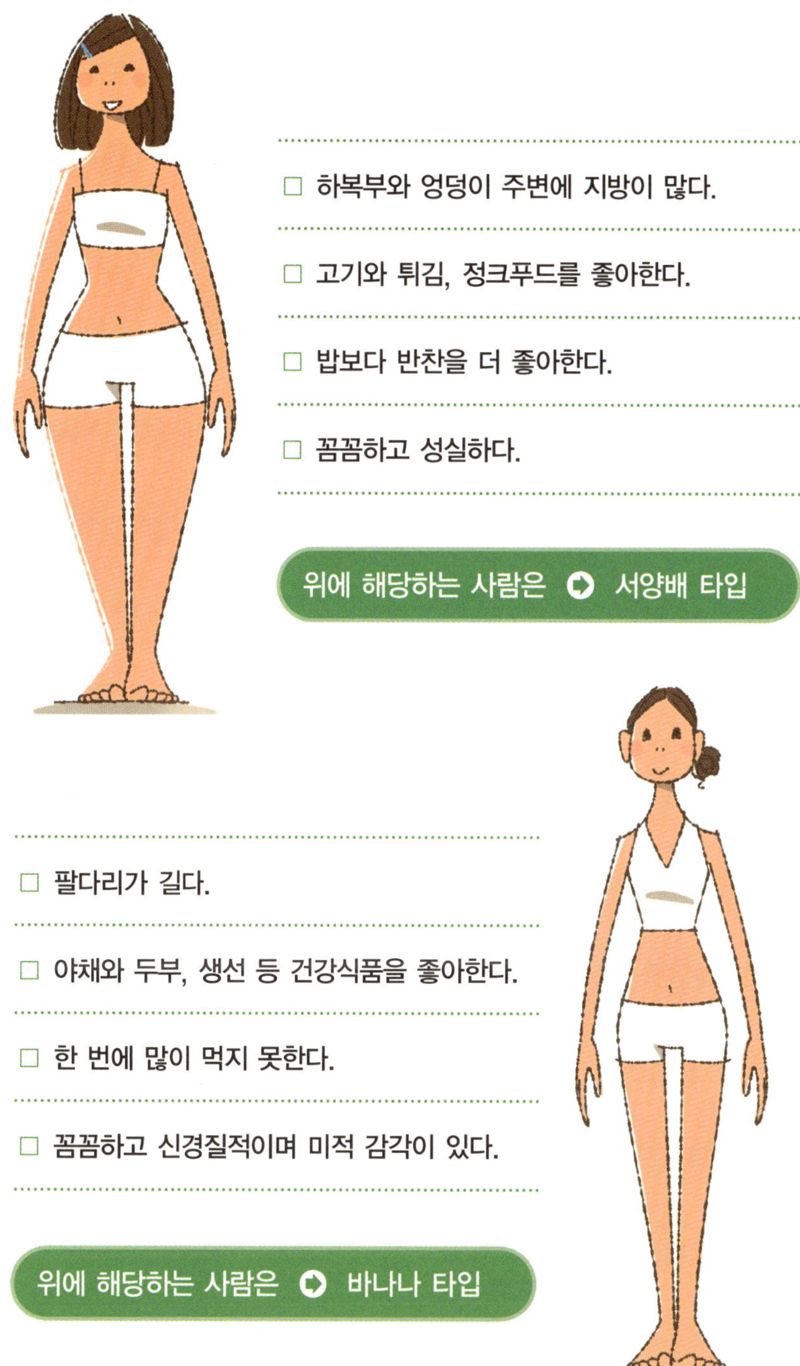

☆사과 타입과 서양배 타입에 체크한 항목 수가 같은 경우가 있다. 이 경우는 양쪽 타입에 모두 속하며 스트레칭은 두 가지 다 실시하고, 식사는 사과 타입을 따르도록 한다.

자세를 조금만 바꿔도
간단히 셰이프업 할 수 있다!

앉기, 서기, 걷기 같은 일상적인 자세에 조금만 신경 쓰면 날씬한 몸매로 바꿀 수 있다.
올바른 자세를 익혀두고 평소에 의식적으로 실천하도록 하자.

1 앉기

앉는 자세가 나쁜 이유는 등살과 복근의 균형이 잡혀 있지 않기 때문이다. 똑바로 앉기와 스트레칭으로 심층근을 단련하고 근육 양도 늘려 몸매를 예쁘게 만들 수 있다.

의자에 앉을 때 자세는?
자신에게 해당되는 항목에 체크해보자.

☐ 등이 구부정하다.

☐ 턱을 당기지 않는다.

☐ 배에 힘이 들어가 있지 않다.

☐ 다리가 벌어져 있다.

☐ 의자 등받이에 기대앉는다.

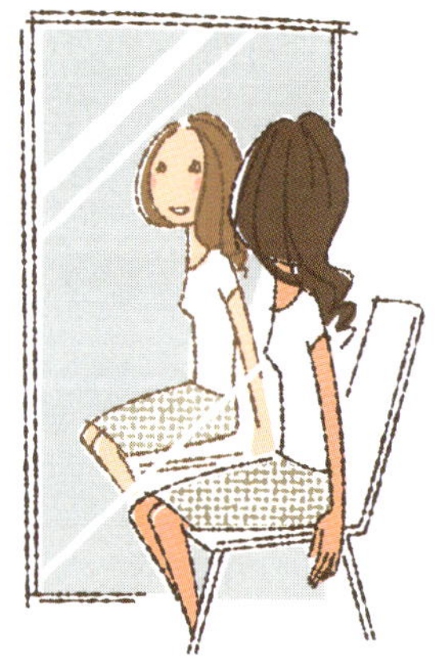

0~1개 ⇨ 지금과 같은 자세를 계속 이어가자. 체크 항목이 1개인 사람은 '올바른 앉기 자세'를 다시 한 번 참고하여 개선하면 한층 효과를 높일 수 있다.

2~5개 ⇨ 오른쪽 페이지에 소개된 '올바른 앉기 자세'를 보고 평소에 의식적으로 실천한다. 아울러 앞에서 설명한 '스탠딩 트위스트'를 매일 아침저녁으로 실시하면 한층 셰이프업 효과가 높아진다.

다이어트에 효과적인

올바른 앉기 자세(정면에서)　　　올바른 앉기 자세(옆에서)

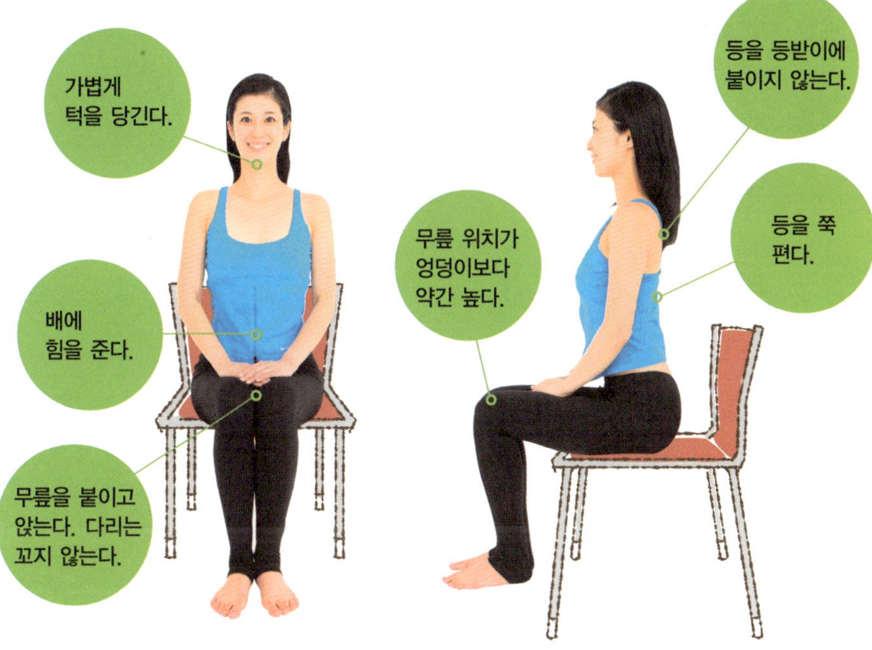

point

- 가볍게 턱을 잡아당기고 등을 쭉 펴고 배에 힘을 준다.

- 등받이에 체중을 실어 기대지 않는다.

- 무릎의 위치를 엉덩이보다 약간 높일 것. 골반에서 등으로 연결되는 부분이 안정적이어야 이상적인 자세이다. 사무실 의자가 높아 균형을 맞추기 힘든 경우는 발 아래 받침을 놓고 조절해보자.

서 있는 자세가 좋지 않으면 림프절이 막혀 살이 잘 빠지지 않는 체질이 될 뿐만 아니라 냉증과 부기의 원인이 되기도 한다. 올바른 자세를 유지하여 지방연소 효과를 한층 높이도록 하자.

서 있을 때 자세는?

자신에게 해당되는 항목에 체크해보자.

☐ 배에 힘이 들어가 있지 않다.

☐ 발꿈치에 체중이 실리지 않는다.

☐ 발바닥 무지구(엄지발가락 아래쪽)에 체중이 실리지 않는다.

☐ 턱을 들고 있다.

☐ 가슴을 움츠린다(자세가 구부정하다)

0~1개 ⇨ 지금과 같은 자세를 계속 유지하자. 체크 항목이 1개인 사람은 '올바른 서기 자세'를 다시 한 번 참고하여 개선하면 한층 효과를 높일 수 있다.

2~5개 ⇨ 아래 그림의 '올바른 서기 자세'를 보고 의식적으로 실천하도록 한다. 아울러 앞에서 설명한 '스탠딩 트위스트'와 '스탠딩 레그 라이즈'를 아침저녁으로 반복하면 한층 셰이프 업 효과를 기대할 수 있다.

다이어트에 효과적인

올바른 서기 자세(정면에서)　　　올바른 서기 자세(옆에서)

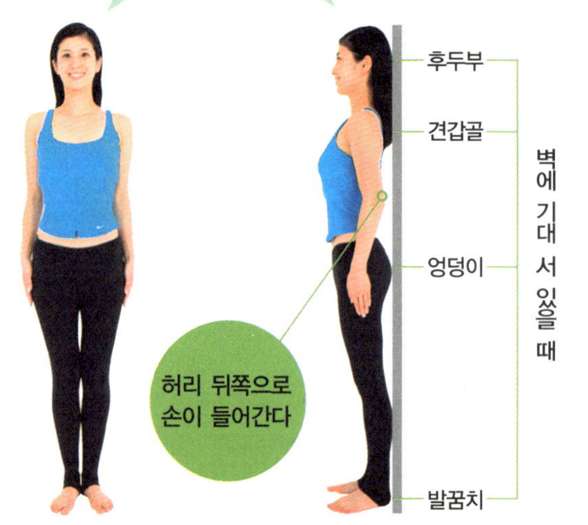

point

● 의식적으로 흉곽을 연다(가슴을 편다)는 느낌으로 선다.

● 서는 자세가 바르지 못한 이유는 복근과 등이 균형이 맞지 않고 다리 근력이 약한 것이 원인이다.

올바로 서는 자세가 무엇보다 중요하다. 이 상태에서 발꿈치 착지→무지구에 체중을 실어 올라가는 동작이 반복된다. 복근과 등을 의식하면서 걸으면 자연히 근력이 생기고 지방연소 효과도 높아진다.

걸을 때 자세는?
자신에게 해당되는 항목에 체크해보자.

☐ 턱을 들고 걷는다.

☐ 양 어깨가 반듯하지 않으며, 수평이 아니다.

☐ 목과 등이 구부정하다.

☐ 팔을 흔들 때 등을 의식하지 않는다.

☐ 보폭이 좌우 제각각이다.

☐ 발꿈치부터 착지하지 않는다.

☐ 발바닥의 무지구를 의식하며 걷지 않는다.

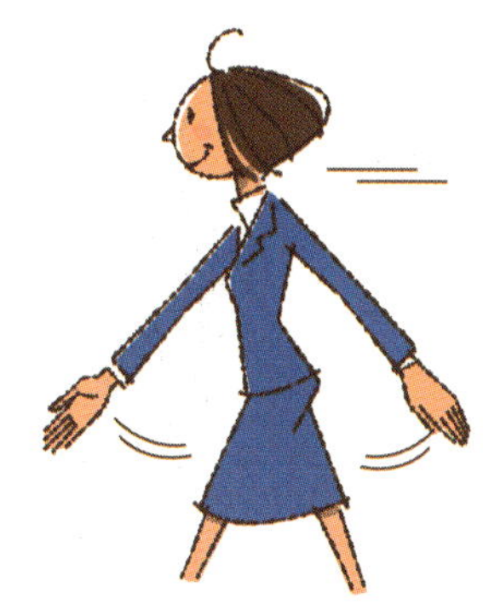

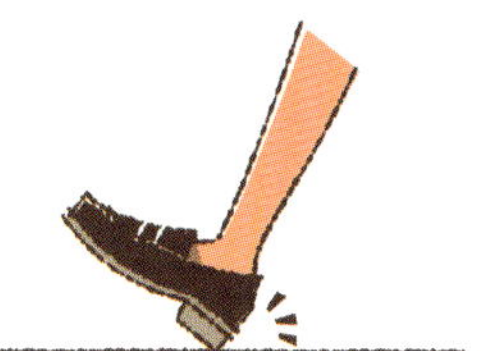

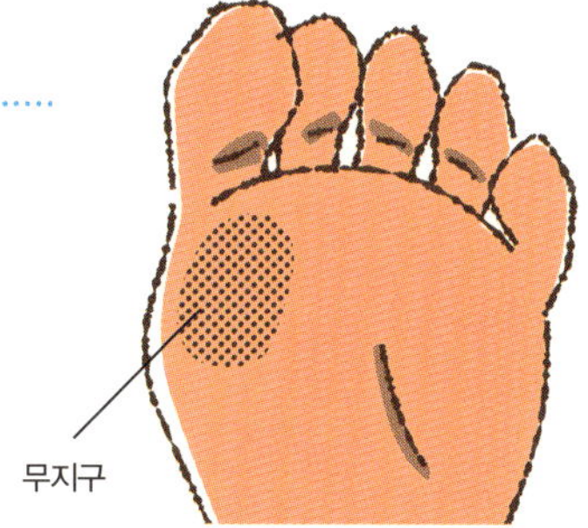

0~2개 ⇨	지금과 같은 자세를 계속 유지하자. 체크 항목이 1~2개인 사람은 해당 부분의 문제점을 바르게 고치면 한층 세이프업 효과를 높일 수 있다.
3~7개 ⇨	다음 페이지의 '올바른 걷기법'을 염두에 두고 걷는 연습을 하자. 날씬한 몸매를 만드는 데 효과가 있다.

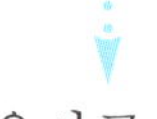

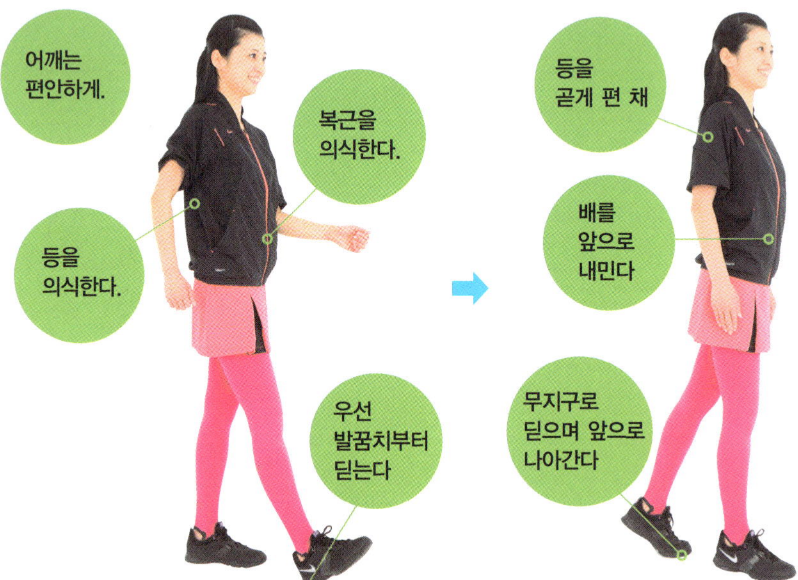

1

발꿈치부터 디딘다

발꿈치뼈로 착지한다. 양어깨, 골반, 무릎, 발목 라인이 길게 일직선으로 이어지도록 의식한다.

2

발바닥 무지구에 체중을 싣는다

무지구에 체중을 실어 튀어 오르듯 나아간다. 1~2의 흐름을 확실하게 하면 많은 근육이 사용되며 430개 근육 전체에 산소와 영양소가 전달된다.

point

- 올바로 서는 자세가 기본이다.

- 먼저 발꿈치부터 착지하고 발바닥의 무지구에 체중을 실어 나아간다. 단, 착지에 너무 힘을 주지 말고 부드럽게 디딘다.

- 시선이 수평이 되게 한다.

- 호흡을 천천히 한다.

- 복근과 등의 근육을 의식하며 걷는다.

- 배를 앞으로 내미는 느낌으로 걸으면 가슴이 펴지고 내장과 소화기관의 활동이 활발해진다. 또한 지방 연소가 원활해진다.

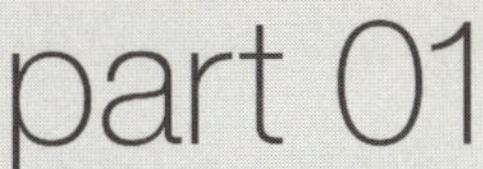

part 01

가장 빠르고 효율적인 다이어트 비결

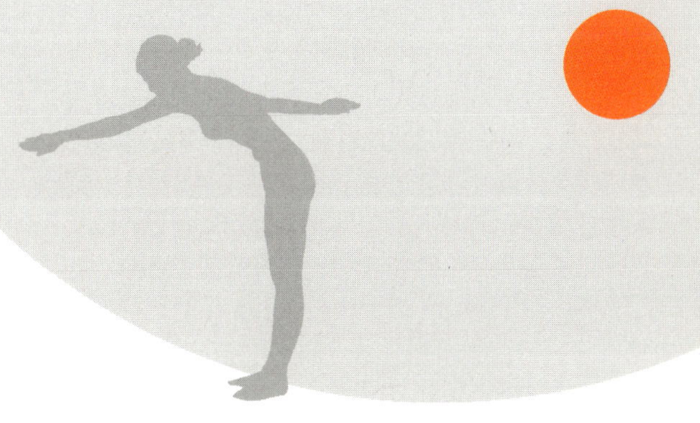

날씬한 몸매의 비밀은 견갑골에 숨어 있다.
견갑골에는 지방 연소를 활발하게 만드는 세포가 있기 때문.
가장 효율적으로 살을 빼는 견갑골 다이어트의 원칙과 효과를 만나보자.

슬림 포인트
갈색지방세포가 바로 여기 있다!

—

갈색지방세포를 자극하면 지방 연소가 한층 활발해진다.
따라서 그 주변의 근육을 움직이면 살이 쉽게 빠진다.
갈색지방세포가 있는 곳은 바로 여기!.

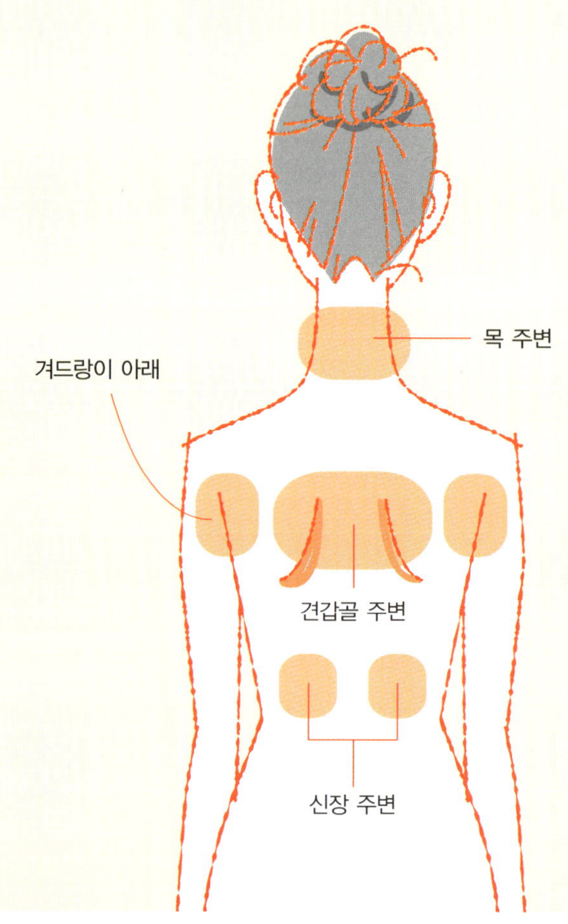

스트레칭 효과를 높이는 4가지 포인트

아침저녁으로 실시하는 스트레칭.
무의식적으로 하지 말고 포인트를 알고 정확히 실행해야 효과가 좋다.

1 호흡을 멈추지 않는다

스트레칭으로 근육을 늘릴 때 호흡을 멈추면 근육이 긴장하여 충분히 펴지지 않는다. 그러므로 호흡을 자연스럽게 한다.

2 근육의 움직임을 의식하자

스트레칭을 하면서 지금 어느 부위의 근육이 펴지는지 느끼고, 이를 의식한다.

3 반동은 금물

근육을 갑자기 움직이면 긴장하여 잘 늘어나지 않는다. 그러므로 어떤 동작이든 절대 반동을 주지 말고 천천히 한다.

4 기분 좋은 통증을 느끼는 정도로!

스트레칭은 기분 좋게 몸이 펴지는 느낌이 드는 정도에서 멈춘다. 스트레칭을 하면서 평소처럼 말을 하거나 웃을 수 있어야 한다.

갈색지방세포를 활성화하자

견갑골 다이어트의 기본 스트레칭은 견갑골을 중심으로 몸 전체를 움직이는 것이다. 견갑골과 그 주변에는 갈색지방세포라고 하는 세포가 대단히 많이 분포되어 있다(왼쪽 그림 참조). 갈색지방세포란 식사를 통해 섭취한 칼로리를 에너지로 방출시키는 역할을 하는 세포이다. 그러므로 이것을 자극하면 지방이 쉽게 연소된다. 즉 견갑골과 그 주변 목 부위, 겨드랑이 아래 근육을 움직이면 지방이 연소된다.

견갑골 다이어트는 기본 스트레칭을 아침저녁으로 실천해 갈색지방세포를 활성화하고 지방 연소가 원활한 체질로 만드는 것이다.

노폐물이 쑥쑥 빠져야 살이 빠진다

림프란?

—

림프는 어떤 역할을 할까?

림프는 몸속에 그물망처럼 퍼져 있는 림프관, 그 관 속을 흐르는 림프액, 쇄골이나 겨드랑이 아래에 있는 림프절, 림프관 중단점 등을 통칭하는 말이다. 림프는 몸속 노폐물을 회수하는 역할을 한다.

● **림프의 두 가지 기능**

면역 기능… 세균 등을 퇴치하고 질병으로부터 몸을 보호한다. 이전에 싸운 균이 다시 침투하면 항체를 만들어 지켜준다.

배설 기능… 노폐물이 림프관으로 흘러들어와 림프액이 되어 소변과 함께 배출된다.

림프액의 흐름이 좋을 때
신진대사가 활발하고 몸의 컨디션도 좋다. 부종이나 셀룰라이트가 없고 다이어트도 순조롭게 진행된다.

림프액의 흐름이 좋지 않을 때
면역 기능, 배설 기능이 나빠진다. 부종과 셀룰라이트, 비만 등이 나타나고 컨디션이 좋지 않다.

컨디션이 좋지 않을 때는…

감기 등으로 몸 상태가 좋지 않으면 림프 흐름이 나빠진다. 그러므로 무리가 없는 범위에서 기본 스트레칭과 림프 케어를 하자. 림프 흐름이 좋아지고 코 막힘도 개선되며 늘어졌던 몸에 한층 생기가 돈다.

현대인의 평균 기초대사량

기초대사란 몸을 전혀 움직이지 않아도 심장을 움직이고
체온을 유지하는 등 생명활동을 하는 데 사용되는 열량이다.
즉 '생명을 유지하기 위해 필요한 최소한의 에너지'를 말한다.

〈기초대사량〉

연령 \ 성별	남성	여성
15~17	1580	1280
18~29	1510	1120
30~49	1530	1150
50~69	1400	1110
70 이상	1280	1010

(후생노동성 '일본인의 식사섭취 기준 2010'에서. 단위는 kcal)

기초대사는 성장하면서 높아지고 일반적으로 40세를 지나면서 급격히 하강 곡선을 보인다. 나이 먹으면서 근육이 쇠퇴하고 감소하기 때문이다.

기초대사 중에 가장 소비량이 많은 것이 근육이다. 신체 조직의 약 40%가 근육으로 이루어져 있으므로 근육 양이 많을수록 기초대사가 높아지고 소비 에너지도 많아진다.

- 기초대사를 높인다.
- 기본 스트레칭과 림프 케어를 통해 혈행을 좋게 한다. 부종과 셀룰라이트를 없애면 림프 흐름이 좋아진다.

견갑골을 자극하면 체질이 바뀐다

날씬한 몸매는 물론 몇 가지 덤이 따라온다

견갑골 다이어트를 하면
셰이프업 효과 외에 몇 가지 덤이 있다.

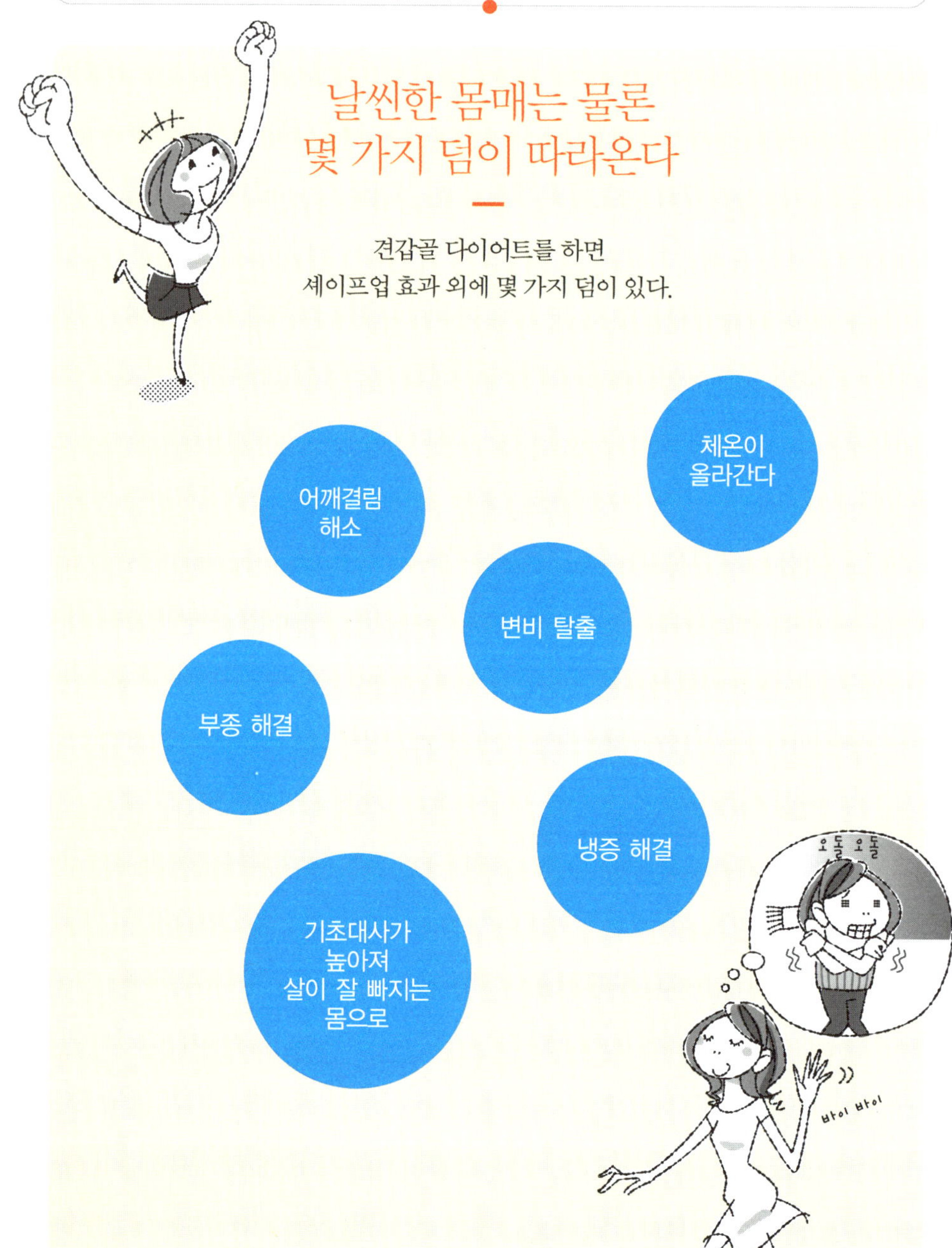

저체온이 좋지 않은 이유

최근 평균 체온이 35도 대인 사람이 늘고 있다고 한다.
일반적으로 최적의 체온은 36.5도.
체온이 낮으면 살이 잘 빠지지 않을 뿐 아니라 건강에도 좋지 않다.
특히 34.9도 이하의 저체온증인 경우는 더욱 주의해야 한다.

저체온이 되는 주요 원인

- 운동부족
- 하루 종일 에어컨이 가동되는 방에 있는다.
- 욕조에 들어가지 않고 샤워로 끝낸다.
- 차가운 냉과나 디저트를 많이 먹는다.
- 유해 식품첨가물을 과도하게 섭취한다.
- 지나치게 타이트한 옷을 입는다.

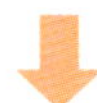

자율신경의 균형이 깨진다

만약 체온이 1도 떨어지면…

- 기초대사가 12% 저하 ➡ **살찌기 쉬운 체질이 된다.**
- 면역력 37% 감소 ➡ **감기나 감염증 같은 질병에 걸리기 쉽다.**
- 체내 효소의 작용이 50% 이하로 ➡ **영양소의 소화 흡수가 나빠진다.**
- 암세포는 저체온을 좋아한다 ➡ **암에 걸릴 확률이 높아진다.**

날씬해질 뿐만 아니라 몸이 가볍고 컨디션이 좋아진다

견갑골 다이어트를 하면 날씬해질 뿐만 아니라 앞에서 소개한 것처럼 여러 가지 덤을 함께 얻을 수 있다. 아침저녁 스트레칭을 함으로써 몸 안의 근육이 움직여 림프의 흐름이 좋아지기 때문이다.

특히 견갑골 주위를 중점적으로 움직이므로 어깨결림이나 부종 등이 해소된다. 요즘 체온이 35도 대인 사람이 많아진다고 하는데 이는 매우 좋지 않은 현상이다. 냉증인 사람에게도 견갑골 다이어트가 효과적이다. 스트레칭을 하면 신진대사가 좋아지고 체온도 함께 올라간다.

비만뿐만 아니라 체내 여러 가지 문제점이 함께 해결되는 것이다.

먹는 시간대에 따라 결과가 달라진다

일주기 리듬이란
우리가 본래 가지고 있는 체내 리듬을 말한다

우리 몸은 일주기 리듬을 갖고 있다. 이는 배설, 섭취, 흡수와 같이 인간이 본래 가지고 있는 자연의 리듬을 시간대로 나눈 것이다. 오전 4시부터 정오까지는 '배설' 시간대로, 독소 배출이 활발하다. 체내 노폐물을 효율적으로 배설하려면 많은 에너지가 필요하다. 그러므로 식사를 생략하거나 과일 한 종류 정도로 간단히 아침 식사를 하면 소화하는 데 소비하던 에너지를 배설로 돌려 배설이 원활해진다.

정오부터 취침 4시간 전까지는 '섭취' 시간대로, 소화 기능이 가장 활발하다. 취침 4시간 전부터 다음날 오전 4시까지는 '흡수' 시간대로, 섭취한 영양소의 흡수가 가장 효율적으로 이루어진다.

술은 OK! 양은 조금만

다이어트 중이라도 알코올은 OK. 단, 술을 마시고 18시간 동안은 아무것도 먹지 않는 것이 좋다. 18시간은 알코올이나 안주로 과하게 커진 위장을 원래대로 돌리는 데 필요한 시간이다. 아무것도 먹지 못하는 동안 매우 괴롭겠지만 위는 한결 편안해진다.

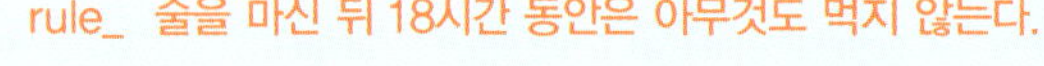

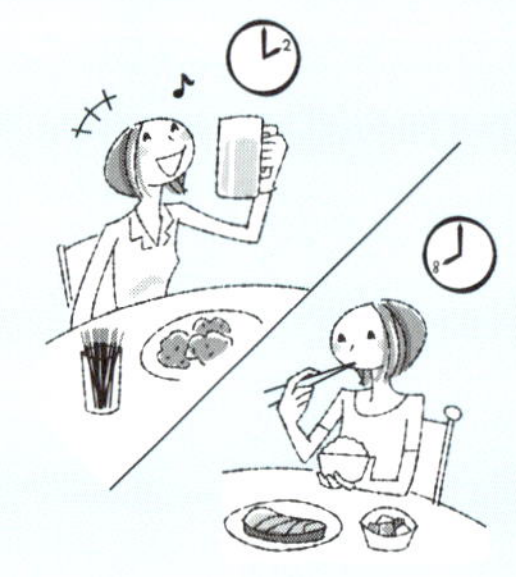

예〉 오전 2시까지 마셨다면
오후 8시 이후에 식사를 한다.

일주기 리듬을 알자

하루를 3개 시간대로 나누어 각각의 시간대에 맞는
식생활을 하는 것이 견갑골 다이어트의 특징이다.

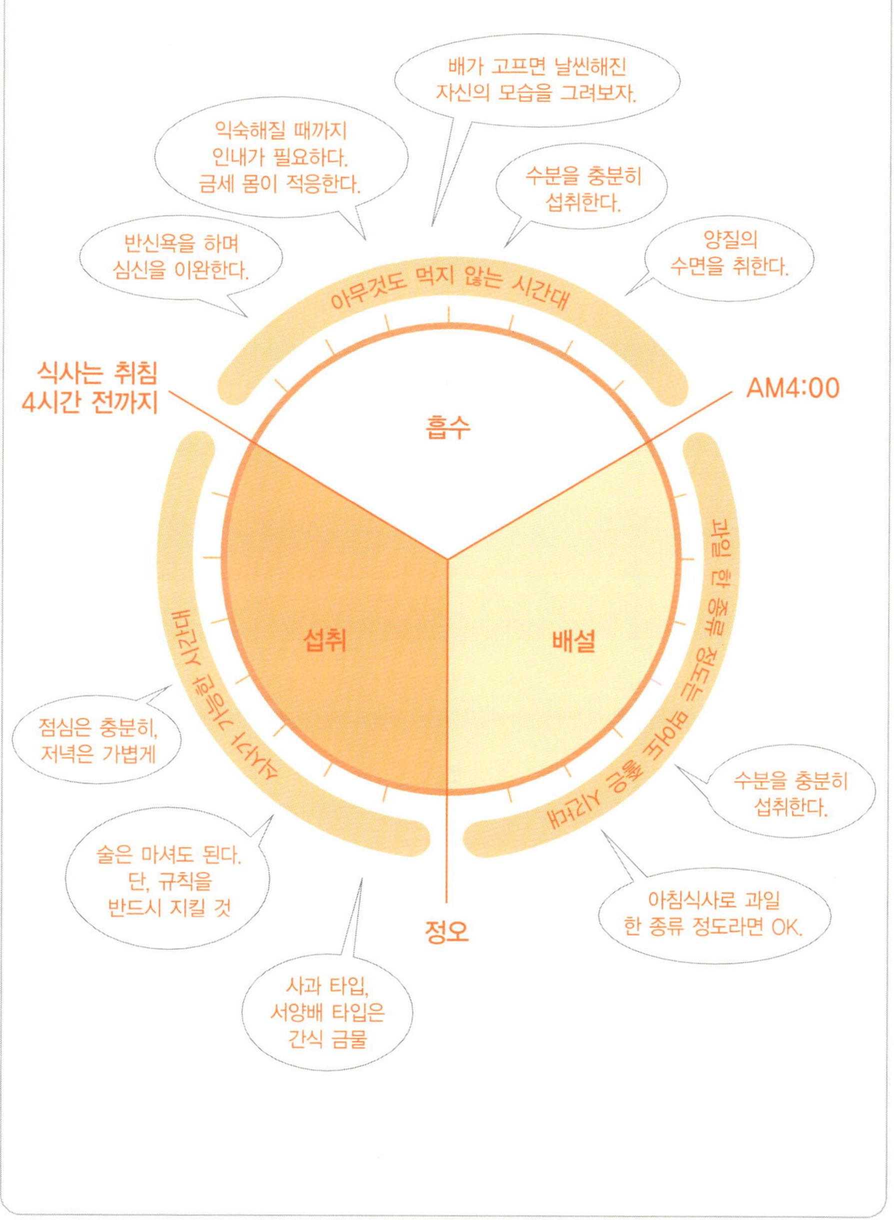

평생 살 안 찌는 사람이 즐겨 먹는 음식

효소에는 크게 3종류가 있다

효소는 체내 대사에 필요한 것으로 효소가 없으면
음식물을 소화 · 흡수하거나, 지방을 연소할 수 없다.
5000종류 이상의 효소 중에 중요한 효소는 크게 3가지다.

대사효소 영양소를 흡수하고, 뇌가 정상적으로 기능하도록 하며, 몸속 노폐물을 배출하는 등 살아가는 데 필요한 모든 활동에 관여하는 효소다. 대사효소의 작용이 원활하지 않으면 다이어트도 힘들고 살이 쉽게 찐다.

소화효소 음식물을 소화기관 내에서 분해하고 몸이 흡수하기 좋은 물질로 바꾸는 효소. 식품 영양소를 몸이 받아들이는 데는 소화효소가 절대적이다.

식물효소 날것에 풍부하게 함유되어 있는 효소. 식품 자체에 소화를 돕는 기능이 있다. 날것을 먹을 때 다른 효소는 이용되지 않는다.

음식물 소화에는 효소가 필요하다

어떤 식품이든 식물효소가 들어 있다. 하지만 불에 익히거나 조리를 하면
쉽게 파괴되어 별도의 소화효소가 필요하게 된다.

쌀 · 보리 · 콩 · 감자류
알칼리성 소화효소가 필요하다

소화되기까지 3시간이 걸린다.

고기 · 생선 · 유제품
산성 소화효소가 필요하다. 고기는 염산이라는 효소가 필요. 생선은 날것이라면 소화효소가 필요 없다.

소화되기까지 4시간이 걸린다.

야채
날것이라면 식물효소를 가지고 있으므로 소화효소는 필요하지 않다. 가능하면 생으로 먹도록 하자.

소화되기까지 3시간이 걸린다.

과일
날것은 식물효소를 가지고 있으므로 소화효소가 필요하지 않다. 가능하면 생으로 먹도록 하자.

소화되기까지 30분이 걸린다.

효소를 효율적으로 이용하려면

하루 사용하는 효소의 양은 정해져 있다. 때문에 음식물을 소화하는 데
이를 모두 써버리면 지방을 연소하는 데까지 미처 돌아가지 못한다.
반면 자연 법칙에 기초하여 타이밍에 맞게 효소를 사용한다면
필요한 영양을 효율적으로 얻으면서 지방도 활발하게 연소시킨다.

**아침엔 소화효소를 사용하지 말고
지방을 연소시키는 대사효소를 사용한다**

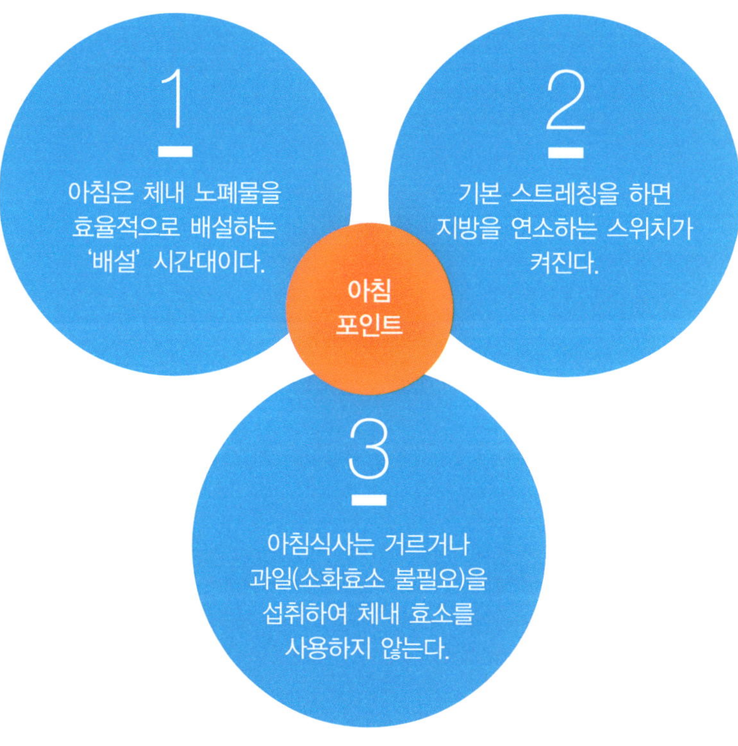

GETTAMAN식 견갑골 다이어트는 정해진 시간에
식사를 하여 효율적으로 소화효소를 활용하는 것이 포인트.

5분 스트레칭으로 누구나 몸매 종결자가 될 수 있다

아침

스트레칭 효과

- 관절의 움직임이 좋아진다.
- 긴장을 풀어준다.
- 갈색지방세포가 활성화되어 지방 연소가 활발해진다.
- 의욕을 고취시킨다(교감신경이 작용한다).

몸이 한층 유연해진다

밤

스트레칭 효과

- 낮 동안 받은 스트레스를 풀어준다.
- 피곤한 마음과 몸의 긴장이 해소된다.
- 편안한 수면을 유도한다.
- 자는 동안 갈색지방세포가 작용하여 지방이 잘 연소되는 체질이 된다.

다이어트뿐 아니라 어깨결림, 두통, 요통, 변비, 생리통 해소에도 도움이 된다.

아침엔 몸을 깨워주고,
저녁엔 숙면을 이끌어준다

운동이 몸에 좋다는 것은 누구나 잘 알고 있다. 하지만 회사일이나 집안일에 쫓기고, 스트레스가 쌓이다 보면 몸도 마음도 굳어져 움직이는 것조차 귀찮아진다. 그러면 살이 찌고, 살이 찌면 더 움직이기가 싫어지는 악순환이 시작된다.

견갑골 다이어트의 기본은 아침에 일어났을 때와 잠자리에 들기 전 5분간의 스트레칭이다(기본 스트레칭). 완만한 동작이므로 누구나 간단히 따라할 수 있다.

습관이 되면 딱딱했던 몸이 몰라볼 정도로 유연하게 풀어진다. 이로 인해 관절의 가동영역이 확대되어 관절을 많이 움직일 수 있다. 더불어 지방연소율도 한층 높아진다.

아침엔 의욕을 높여주고
밤엔 숙면을 유도한다

아침과 밤에 똑같은 동작을 하지만, 그 효과는 각기 다르다.

아침엔 스트레칭으로 교감신경계가 작동하여 의욕을 높여준다. 밤에는 이완효과를 높여주어 숙면을 유도한다. 두통, 요통도 어느 정도 해소된다. 기본 스트레칭을 통해 몸매 관리만이 아니라 다양한 효과를 기대할 수 있다.

몸이 가벼워지고
옷 치수가 줄어든다

먹는 양을 줄이지 않는 다이어트법이라 큰 어려움은 없었다. 의식을 약간 바꾸고 매일 스트레칭을 하는 정도니 지속하기가 수월했다. '프루츠 데이(fruits day)'에는 어느 정도 먹어야 좋을지 몰라 약간 당황했으나, 매회 바나나 4개, 귤 몇 개, 사과 1개, 딸기 반 팩 정도를 먹었다. 이 정도가 600kcal 전후인데 평소보다 적게 먹은 것이다.

'프루츠 데이'를 보내고 난 뒤에 해독작용 덕분인지 몸이 가벼워지고 체중도 줄어들었다. 2개월 후에 4.5kg이나 살이 빠졌다. 이 기쁨을 기억하며 앞으로도 꾸준히 지속할 생각이다.

다이어트 이틀째	간식 와플을 먹지 못하다. "조금 괴로웠다."
다이어트 4일째	첫 '프루츠 데이' "하루 종일 공복감이 느껴졌다."
다이어트 7일째	체중 1kg 감소 "그저 기쁘다."
다이어트 12일째	체중에 변화가 없다. "결과가 나오지 않으니 괴롭다."
다이어트 18일째	체중 2kg 감소 "몸이 가벼워진 것이 느껴진다."
다이어트 22일째	주위 사람들이 '살 빠졌어?'라는 반응을 보였다. "하하, 그런 소리라면 언제든지 환영."
다이어트 28일째	체중 3kg 감소 "턱과 어깨 부위 선이 살아나는 느낌."
다이어트 60일째	체지방 2.5% 감소 "청바지 치수가 2인치 줄었다."

아침저녁 스트레칭으로
차가웠던 몸이 따뜻해지다

체온이 34도 조금 넘는 정도여서 아침에 눈을 뜨면 몸이 차갑고 이불에서 나오기가 힘들었다. 그런데 아침저녁으로 기본 스트레칭을 하자 일주일 사이에 체온이 조금씩 올라가는 것을 느낄 수 있었다.

결국 한 달 뒤에 36도까지 올라가더니 2개월이 지난 지금까지 유지되고 있다.

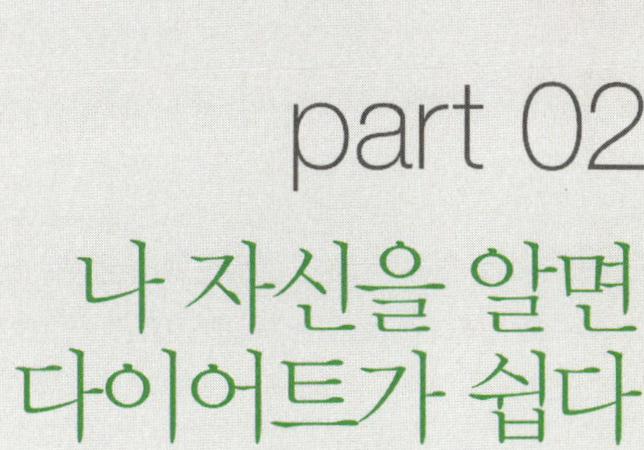

나 자신을 알면 다이어트가 쉽다

누구나 '비만 유전자' 를 가지고 있다.
자신이 어떤 비만 유전자를 갖고 있는지 알면
살이 빠지는 놀라운 체험을 할 수 있다.

비만 유전자에 따라 다이어트법이 달라진다

비만 유전자 타입별 다이어트 방법

36~37쪽의 체크 테스트로 자신의 비만 유전자를 알아보자.
결과에 따라 어떤 부분을 집중적으로 스트레칭해야 하는지도 달라진다.

사과 타입	• 배가 볼록 나와 있다. • 배가 고프면 신경이 날카로워진다. • 개성이 강하고 꼼꼼하지 못하다. • 밥을 매우 좋아한다.
서양배 타입	• 하복부와 엉덩이 주변에 지방이 많다. • 꼼꼼하고 성실한 성격. • 기가 센 면이 있다. • 고기와 튀김류를 좋아한다. • 밥보다 반찬을 더 좋아한다.
바나나 타입	• 가슴이 빈약하고 팔다리가 길다. • 꼼꼼하고 신경질적인 면이 있다. • 미적인 감각이 뛰어나다. • 야채, 생선, 두부 등 건강식품을 좋아한다.

비만 유전자란?

사람의 유전자는 약 3만 2,000종류나 된다. 이 가운데 비만을 결정짓는 '비만 유전자' 는 약 50종류라고 한다. 동양인의 7할 정도가 '사과 타입(β3AR)' '서양배 타입(UCPI)' '바나나 타입(β2AR)' 중 하나이고, 개중에는 2가지를 함께 갖고 있는 복합형도 있다.

비만 유전자 타입에 따라 지방이 잘 축적되는 부위와 지방의 종류가 달라진다. 그러므로 타입에 따라 다이어트 방법도 달라져야 한다.

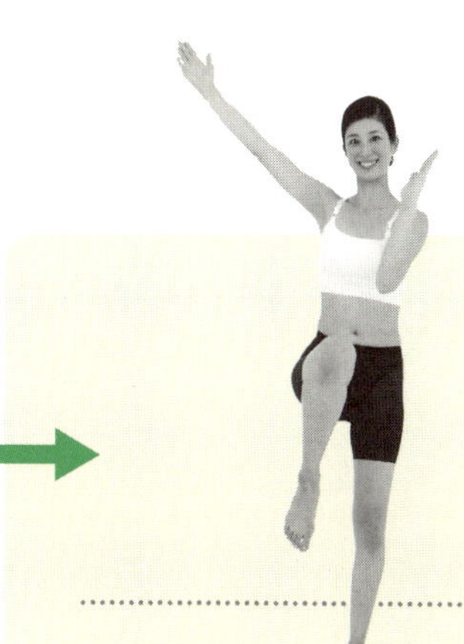

등 근육을 단련하라

30~31쪽의 스트레칭처럼 전신을 사용하면서
특히 등 근육을 단련하는 스트레칭이 효과적이다.

허벅지와 엉덩이 근육을 단련하라

32~33쪽에 소개된 스트레칭처럼 허벅지와 엉덩이 근육을
사용하는 스트레칭이 바람직하다. 다리를 높이 들지 않더라도
반복적으로 실시하면 충분히 효과를 볼 수 있다.

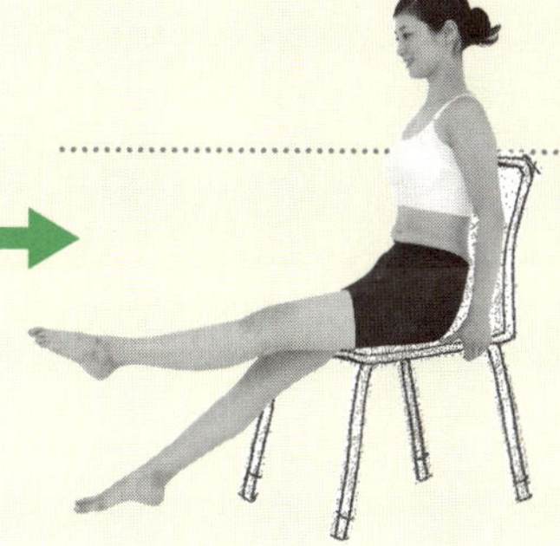

몸 중심을 단련하라

34~35쪽의 스트레칭처럼 배와 허리 근육을 단련해
몸의 중심을 튼튼하게 한다.

타입에 상관없이 모두 변비에 주의!

변비는 장이 움직이지 않아서 변이 나오지 않는 상태를 말한다. 장이 움직이지 않으면
기초대사가 나빠진다. 그러면 아무리 스트레칭을 하고 식사 조절을 해도 좀처럼 살이
빠지지 않는다.

특히 저체온인 사람은 변비에 걸리기 쉽다고 한다. 변비가 해소되면 체온이 올라가게
된다.

평소에 수분을 충분히 섭취하고, 식이섬유가 풍부한 야채와 콩류를 의식적으로 많이 먹
도록 하자.

견갑골을 자극해야
지방이 빨리 연소된다

지방을 연소시키는 세 가지 포인트

지방을 효율적으로 연소시키기 위해서는 몇 가지 조건이 필요하다.
견갑골 다이어트는 이 조건을 훌륭하게 충족한다.

교감신경이 활발하다

지방분해 효소를 분비하거나, 지방분해 과정을 원활하게 하기 위해서는
교감신경이 활발하게 작용해야 한다. 역으로 부교감신경이 활발하면 지
방세포가 지방을 축적하려고 한다.

몸이 따뜻하다

혈액순환이 좋고 몸이 따뜻하면 지방은 연소를 시작한다. 달리 말하면
몸이 따뜻하지 않으면 연소가 되지 않는다는 얘기다. 아침에 일어나 집
안일을 하거나 출근하기 전에 스트레칭을 하여 몸을 따뜻하게 하면 지
방이 한층 쉽게 연소된다.

온몸에 산소가 충분히 공급된다

호흡을 하면서 스트레칭을 하다 보면 체내에 자연스럽게 산소가 전달된
다. 이렇게 되면 노르아드레날린과 아드레날린 같은 부신피질호르몬이
분비되어 지방분해가 촉진된다.

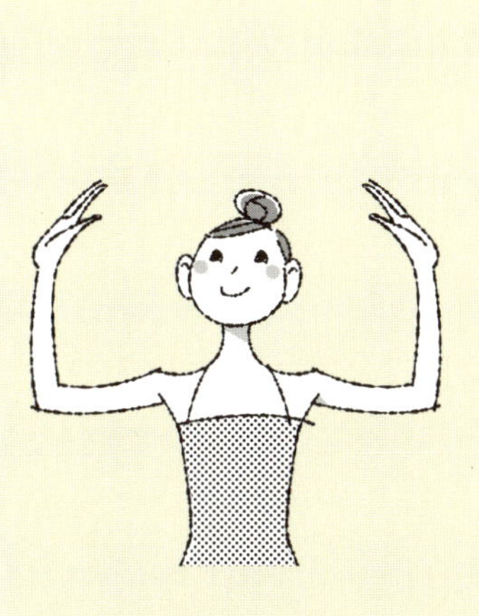

매일 아침
기본 스트레칭을 하면
교감신경이
한층 활성화된다.

기본 스트레칭을 하면
혈액 순환이 좋아지고
몸이 따뜻해진다.

기본 스트레칭을 하면
산소가 전신에
풍부하게 전달된다.
이로서 체내 '산소계' 스위치가
본격적으로 켜진다.

〈인간의 에너지 공급 회로는 3가지〉

산소계	장시간 에너지를 만들어 내고 지방 연소를 돕는다. 피로물질의 생성을 막고 몸이 손상되지 않도록 한다. 노폐물이 몸에 쌓이지 않는다.
ATP–CP계	매우 짧은 시간에 즉각적인 힘을 낸다.
해당계(解糖系)	단시간에 강한 운동을 할 때 이용된다. 강한 힘을 발휘하지만 피로물질인 유산을 생성하여 몸이 손상된다. 지방이 군살로 축적되기 쉽다.

우리 몸에는 에너지를 공급하는 회로가 있다. 지금까지의 다이어트는 이 회로 중 '해당계'를 이용하였기 때문에 쉽지 않았다. 그러나 견갑골 다이어트는 공복 시에 몸을 움직이기 때문에 '당분을 태워라'라고 명령을 내리던 뇌가 '산소계 에너지를 사용하라'라는 명령을 내려 지방이 쉽게 연소된다.

다이어트의 성공 요소

다이어트에 성공하려면 '날씬해지고 싶다!'는 강한 마음가짐이 중요하다.
군건한 의지가 체형을 바꾼다.

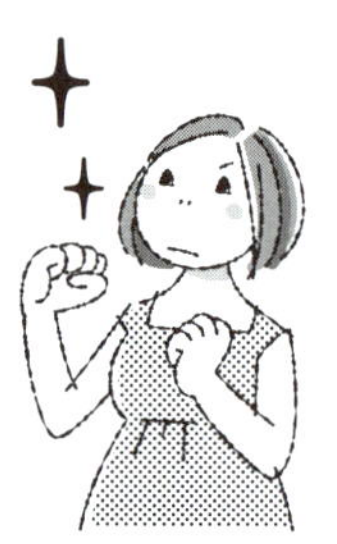

나는 날씬해질 것이다,
예뻐질 것이다, 라고 결심한다.

뇌내물질이 분비되어 면역력이 상승하고 근육이 이완된다.

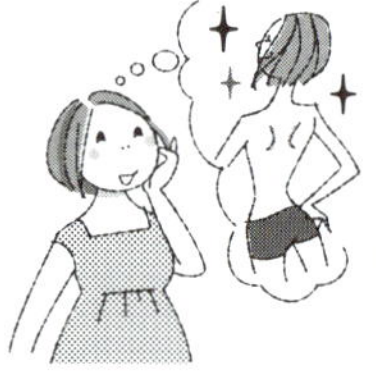

몸이 가벼워지고 행동도 적극적으로 된다.

머릿속에 다이어트에 성공한 이미지가 그려진다.

자신감이 생기고 다이어트에 추진력이 생긴다.

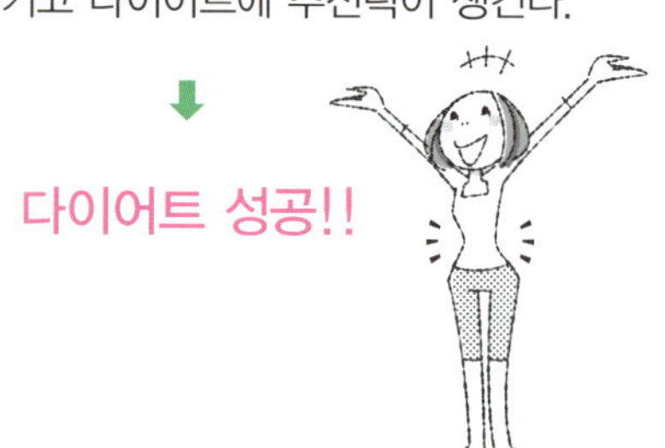

다이어트 성공!!

예뻐지고 싶다는 마음가짐을 가지면 좋은 점

예뻐지고 싶다는 마음은 자신감으로 이어진다.
긍정적인 마음을 갖는 것도 다이어트 성공의 핵심 열쇠이다.

집중력이 향상된다
지금 자신이 무엇을 하면 좋은지가 분명해진다. 지금 해야 하는 일에 집중할 수 있다.

원하는 것을 알게 된다
자신이 어떻게 되고 싶은지 확실하게 알게 된다.

자신감을 갖게 된다
무엇이든 할 수 있다는 자신감이 생긴다. 성공이 한층 현실적으로 다가온다.

잠재능력이 활성화된다
성공 이미지가 뇌에 각인되어 능력을 발휘할 수 있게 된다.

동기부여가 된다
목표를 달성하겠다는 의욕이 샘솟는다.

성공 이미지를 갖는 것이 중요하다

다이어트를 결심하고서도 '정말 살이 빠질까?' '지금까지 한 번도 성공한 적이 없는데…' 라고 불안해하거나 망설이는 사람이 많다. 실패 이미지가 머릿속에 남아 있으면 실제로 그렇게 된다.

다이어트에 있어 '마이너스 이미지' 는 금물. 오로지 성공만을 염두에 두고 시작하자. 멋진 몸매로 변신하겠다! 날씬해지면 저 옷을 입어야지! 이런 성공 이미지를 가지고 있으면 얼마든지 현실이 될 수 있다.

스트레스 타입의
진단과 대처법

당신의 스트레스 타입은?

YES ➡ NO →

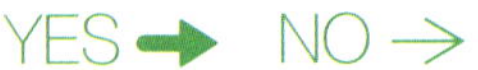

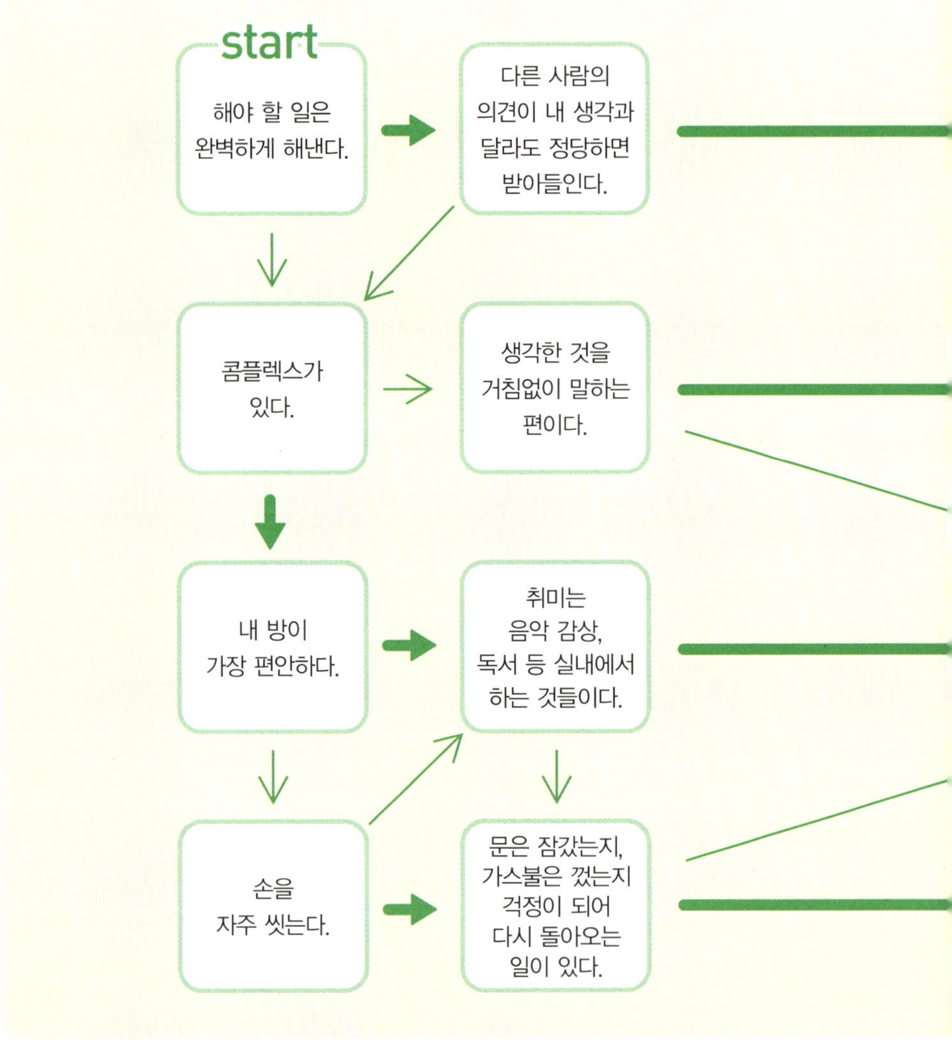

과도한 스트레스는 다이어트의 적. 하지만 자신이 얼마나 스트레스를 받고 있는지 정확히 아는 사람은 드물다.

아래 진단 테스트를 통해 그동안 자각하지 못했던 스트레스를 깨닫고 현명하게 대처할 수 있다. 자신의 스트레스 타입을 알고 효율적으로 대처해보자.

자신의 스트레스 타입을 알았다면
다음 페이지에 소개된 해소법을 참고하여
자기만의 스트레스 해소법을 찾아보자.

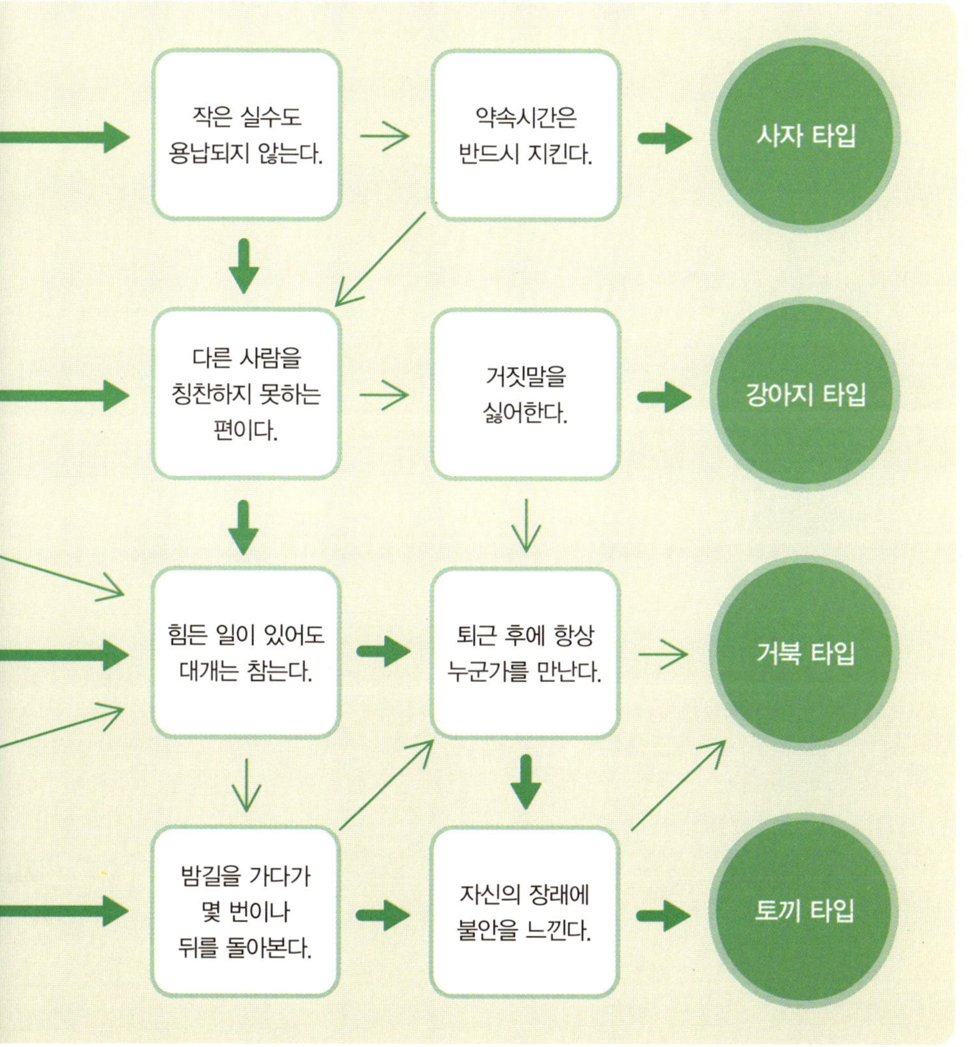

사자 타입

당신은 이런 사람

주변 사람의 실패를 용납할 수 없어 안절부절못한다. 그로 인한 화를 밖으로 발산하지 못하고 속에 담아둔다. 이것이 결국 스트레스가 된다. 스트레스가 점차 쌓여 결국 폭발하고 만다. 주변 사람들은 평소와 다른 당신의 행동에 의아해 한다.

스트레스 대처법

혼자 조용히 기분전환하는 시간을 갖는 것이 좋다. 그날의 스트레스는 그날 풀어버린다.

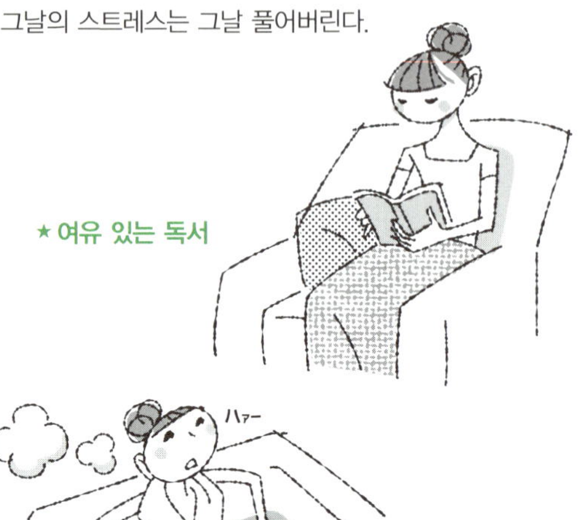

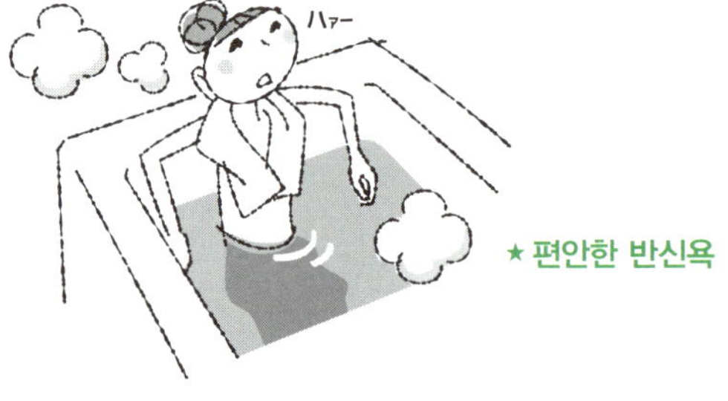

강아지 타입

당신은 이런 사람

책임감이 강하고 항상 완벽을 추구한다. 대단한 노력파로, 사람들에게 부탁을 받으면 거절하지 못하는 타입. 맡은 일이 원활하게 진행되지 않으면 슬럼프에 빠진다. 4가지 타입 중에 가장 스트레스에 취약한 타입.

스트레스 대처법

직장과 다른 공간, 일을 완전히 잊을 수 있는 환경을 만드는 것이 중요하다.

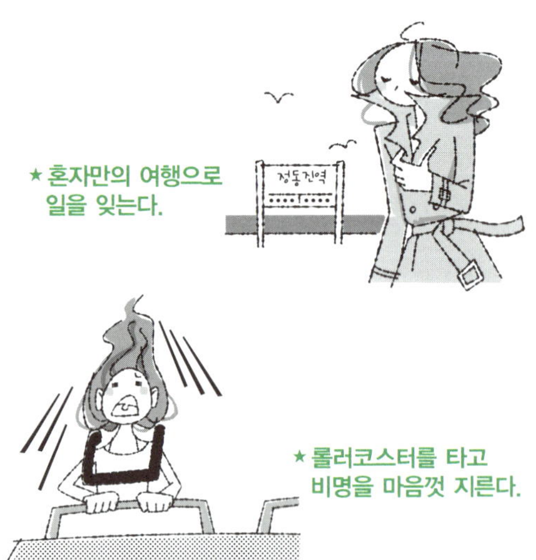

거북 타입

당신은 이런 사람

사람들에게 괴로운 부탁을 받아도 거절하지 못하는 타입. '싫어' 라는 말을 하지 못하는 유약한 성격으로, 그로 인해 후회를 하거나 자기혐오에 빠지기도 한다. 다른 사람과 함께 있는 것 자체가 스트레스인 타입이다.

스트레스 대처법

될 수 있는 한 혼자 있는 시간을 만들 것. 사자 타입의 대처법도 함께 참고해보자.

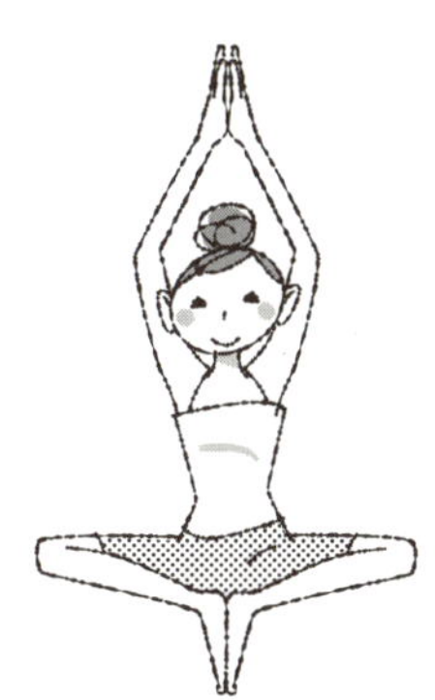
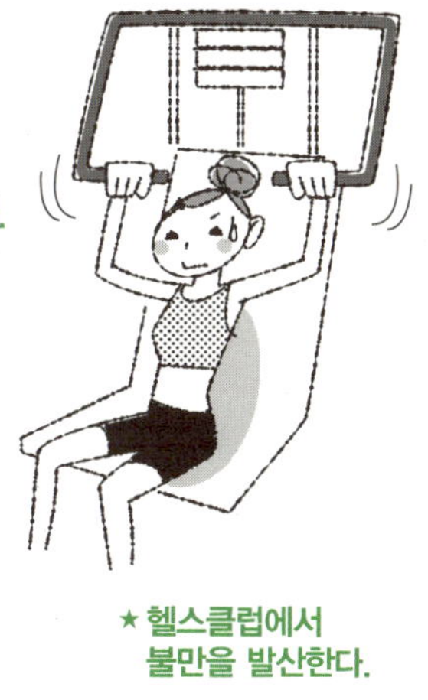

토끼 타입

당신은 이런 사람

직장은 물론 개인적인 일에서도 이것저것 걱정이 많아 마음 편할 새가 없다. 항상 눈에 보이지 않는 불안에 사로잡혀 있다. 자신뿐만 아니라 주위 사람들까지 스트레스를 받는다.

스트레스 대처법

몸과 마음을 풀어주는 것이 열쇠. 마사지 등으로 긴장을 풀 수 있다.

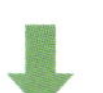
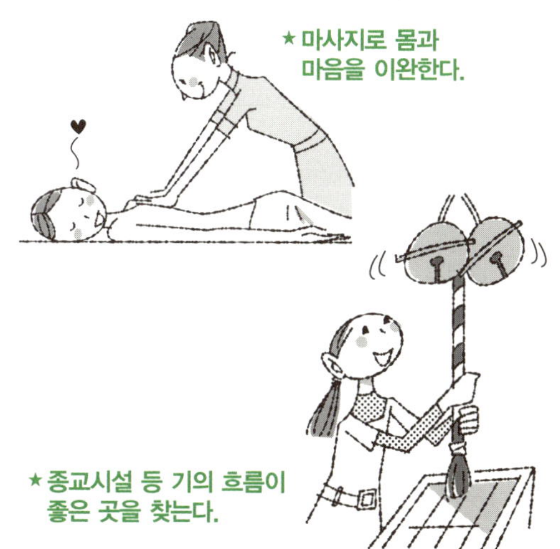

쾌면은 견갑골 다이어트의 중요한 조건

취침 전에 열심히 스트레칭을 해도 쾌면을 취하지 못하면 다이어트에 성공하기 힘들다.
잠을 잘 자지 못하면 성장호르몬이 분비되지 않고 피로도 풀리지 않는다.
하루의 피로를 풀기 위해, 그리고 스트레스에 당당히 맞설 수 있도록 숙면을 실천하자.

쾌면법 01

취침 전에 하는 행동을 정해두자

입욕, 독서, 침대에 누워 있기 등 일정한 패턴을 정해 반복하다 보면 자연스럽게 몸이 기억하고 수면을 준비한다.

쾌면법 02

매일 같은 시간에 취침하고 같은 시간에 일어난다

일단 습관이 몸에 배면 같은 시간에 자동으로 졸음이 온다. 간혹 늦은 시간에 잠자리에 들었더라도 일어나는 시간은 똑같이 한다.

쾌면법 03

취침 1시간 전부터 이완한다

양질의 수면을 취하기 위해서는 부교감신경이 우선되어야 한다. 잠자리에 들기 1시간 전부터는 심신의 안정을 염두에 두도록 하자. 흥분할 만한 일은 삼간다.

쾌면법 04

졸릴 때 침대에 들어간다

잠이 오지 않을 때는 무리해서 자려고 하지 말고 일어나서 다른 일을 하다 졸음이 오면 그때 잠자리에 든다.

쾌면법 05

오후에 가벼운 운동을 하자

격한 운동은 오히려 역효과이므로 어디까지나 운동은 가볍게!

NG

- 저녁식사 후 바로 잠자리에 든다.
- 과음
- 낮 동안의 일을 떠올리며 스트레스를 받는다.

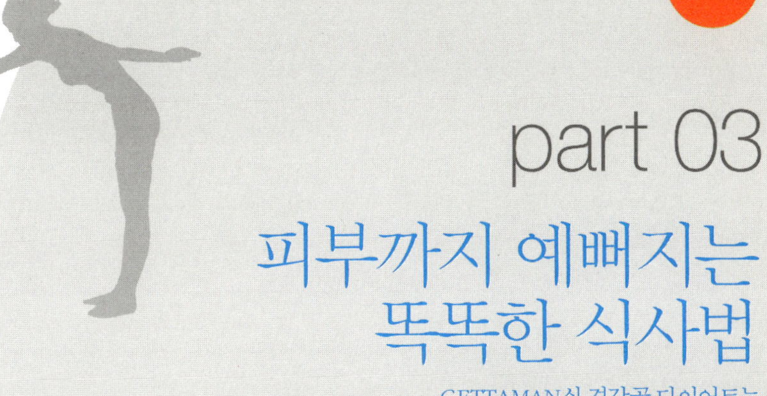

part 03

피부까지 예뻐지는
똑똑한 식사법

GETTAMAN식 견갑골 다이어트는
식사법에도 특징이 있다.
이 방법을 따라하다 보면 몸 안에서부터 변화가 일어난다.

점심식사는 충분히,
저녁식사는 가볍게!

점심식사를 하는 정오부터 음식을 소화하는 기능이 크게 상승한다.
오후에는 소화 시간을 충분히 가질 수 있으므로 점심식사는 충분히 하도록 하자.
저녁식사 이후에는 열량을 소비할 일이 없으므로 조금만!

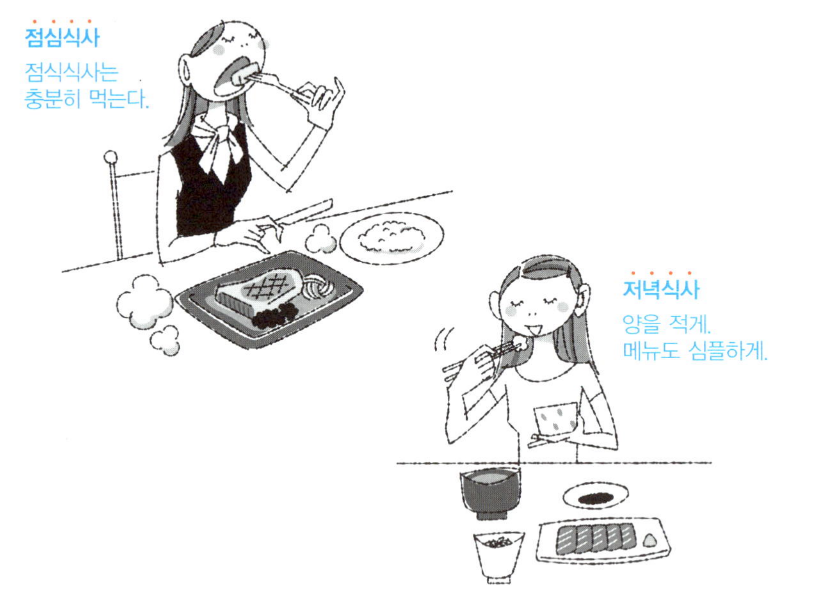

아침은 거르거나, 과일 한 종류로

일주기 리듬을 보면 아침 기상 후부터 정오까지는 배설 시간대다. 이 시간대에는
산소와 열량을 지방 연소와 배설에 사용하는 것이 좋다. 이를 위해 아침은 거르거
나 생과일(단품) 정도로 제한한다.

점심은 효율적으로 소화가 이뤄지는 시간대이므로 충분히 먹는다. 고기가 먹고
싶을 때는 이 시간대를 이용하는 것이 좋겠다.

식사 시간대를 정확히 지키자

식사시간은 정오부터 취침 4시간 전까지이다.
이 시간대가 일주기 리듬 중 '섭취'에 해당되는 부분으로,
음식물을 가장 효율적으로 소화시킨다.

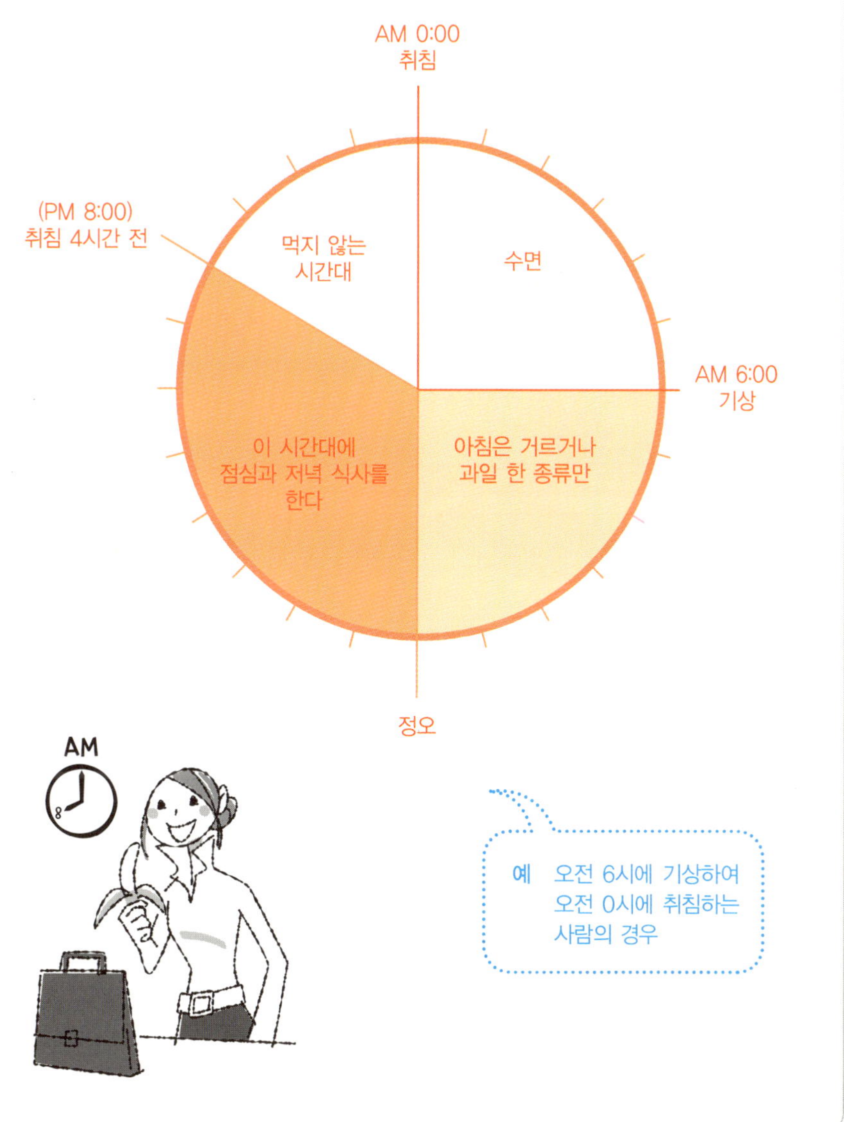

형태를 알 수 있고, 눈에 보이는 음식이란

될 수 있는 한 손이 가지 않은 음식이다.
형태가 남아 있는 음식은 자연히 오래 씹게 되므로 다이어트에 그만이다.

식품을 원형 그대로 먹거나
조리를 최소한으로 한다

자르지 않고 그대로
or
큼직하게 써는 것이 최고

예를 들어 야채의 경우 ·····················

- 꼬마토마토 ➡ 그대로
- 양배추 ➡ 채썰기보다는 마구 썰기
- 양파 ➡ 다지기보다 얇게 썰기
- 당근 ➡ 얇게 썰기보다 마구 썰기

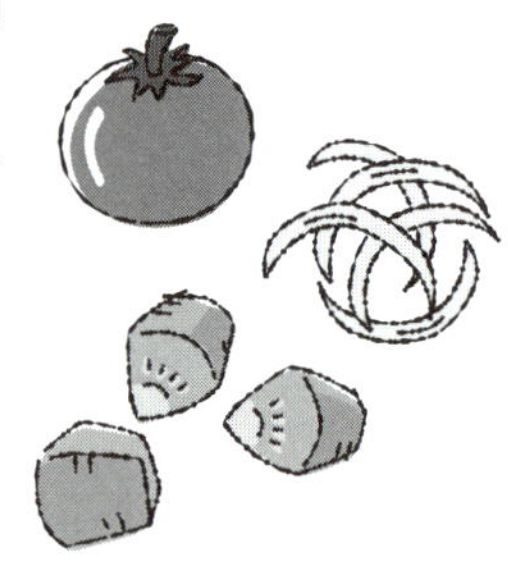

최대한 조리를 하지 않는 것이 최선

외식을 하든 집에서 먹든 가능하면 가공 공정이 적은 식품과 요리를 선택한다.
가공 공정이 많으면 많을수록 첨가물과 유해물질이 체내로 유입되기 쉽기 때문이다. 예를 들면 양파참치샐러드보다는 그냥 참치회가 좋다.
또한 형태를 알 수 있는 음식일수록 오래 씹게 되어 다이어트 효과가 높아진다.

추천 조리법

불에 익히는 것보다는 날것으로, 잘게 썬 것보다 큼직하게 썬 것을 선택한다.
이를 염두에 두면 선택해야 할 음식이 머릿속에 그려질 것이다.

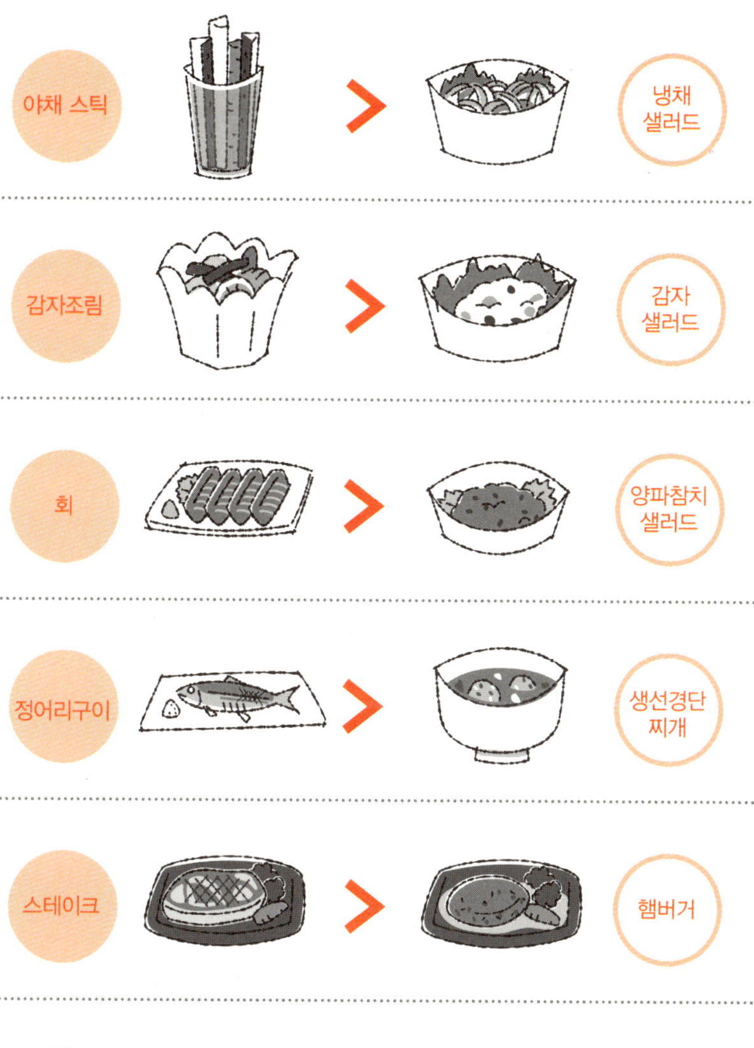

일주일에 한 번은 '프루츠 데이'를 갖는다

프루츠 데이의 규칙

어려운 규칙은 하나도 없다.
그저 여러 종류의 과일을 먹으면 된다.

rule 01
생과일만 먹는다.

rule 02
제철과일을 여러 종류 먹도록 하자.

rule 03
종류가 다른 과일을 먹을 때는 30분 이상의 간격을 둔다.

rule 04
좋아하는 만큼 많이 먹어도 OK!

몸을 리셋하여 산뜻하게 만드는 날

우리 몸속에는 납이나 수은 등 유해물질이 음식물을 통해 쌓이게 된다. 이것이 부종이나 변비 등을 일으키고 체지방 연소를 방해한다.

유해물질을 제거하는 방법은 '프루츠 데이(fruits day)'를 갖는 것이다. 하루 종일 생과일만 섭취해 몸 안의 독소를 제거하고 소화기능을 쉬게 하여 지방을 연소시킨다. 또한 식사를 하지 않으니 간장이 휴식을 취할 수 있어 해독력이 높아진다.

프루츠 데이 식사 시간표

—

프루츠 데이만큼은 자유롭게 먹는다. 아침 기본 스트레칭이 끝난 뒤부터
잠자리에 들기 4시간 전까지 언제든 먹어도 좋다.
'정오까지는 먹지 않는다' 라는 규칙이 예외가 되는 날이다.

오전 6시 기상, 오후 0시 취침의
경우라면 기본 스트레칭이 끝난
뒤부터 오후 8시까지 아무 때나
먹어도 좋다.

특별 추천 과일

—

제철과일, 상시 볼 수 있는 친숙한 과일

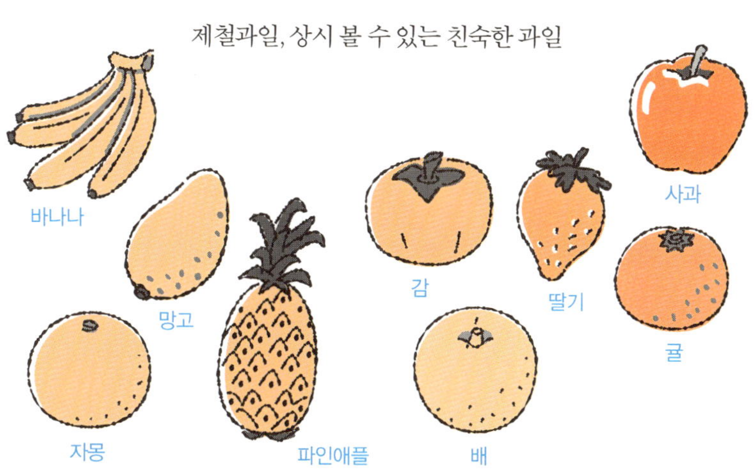

제철음식을 섭취하여 따뜻한 체질을 만들자

제철음식을 섭취하는 요령

제철음식이라고 해서 무엇이든 다 좋은 것은 아니다.
당연한 말처럼 들리지만 꼭 알아두어야 할 몇 가지가 있다.

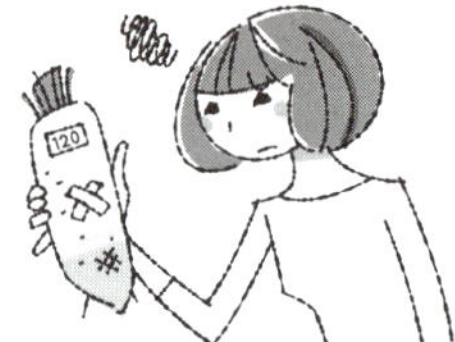

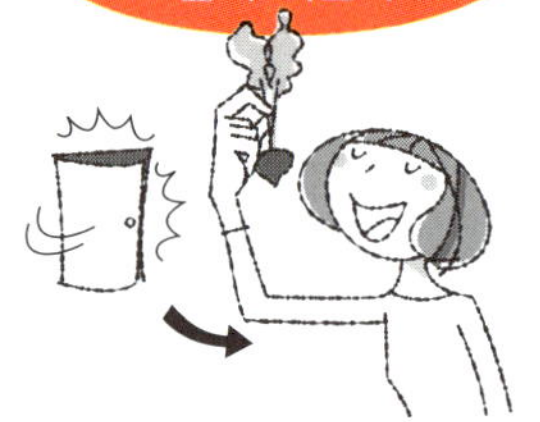

상처가 있으면 부패하기 쉽고 빨리 산화된다. 살 때는 상처가 있는지를 잘 확인하도록 하자.

제철식품이라고 해서 계속 보관할 수는 없다. 최대한 빠른 기한 내에 먹는다.

제철이 지나면 영양가가 이렇게 달라진다!

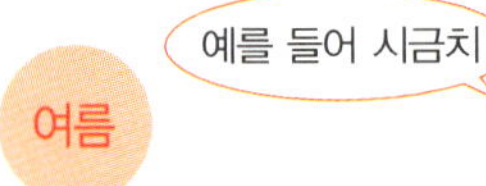

여름

비타민C 20mg

겨울

비타민C 35mg

(100g당 '오정식품영양성분표'에서)

제철음식은 영양가가 높아 몸을 지켜준다

요즘은 재배기술과 보존기술이 발달한 덕분에 연중 다양한 식자재를 얻을 수 있다. 그러나 야채와 과일, 어패류는 각기 제철이 있다. 이 시기는 수확량이 많아 가격이 쌀 뿐만 아니라 영양가도 높다. 여름 제철식품에는 달아오른 몸을 식혀주는 효과가, 겨울 제철식품에는 차가워진 몸을 따뜻하게 만드는 효과가 있다.

계절에 맞는 식사는 지치기 쉬운 다이어트 생활을 한층 윤택하게 해준다.

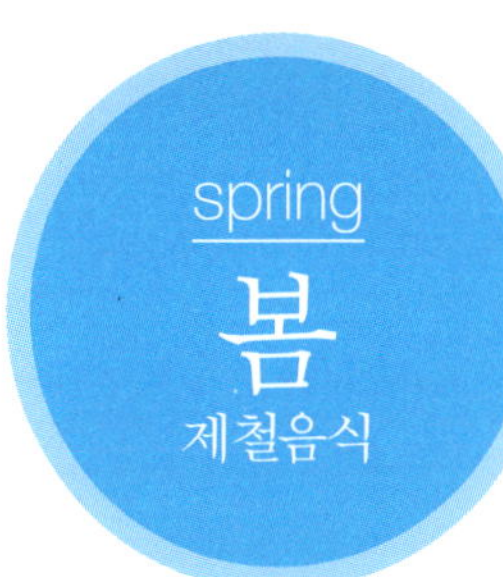

야채류

- 유채
- 완두콩
- 양파
- 잠두콩
- 아스파라거스
- 땅두릅
- 죽순
- 봄동 등

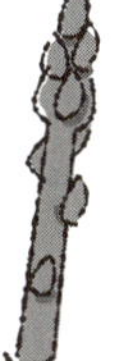

과일류

- 딸기
- 키위
- 오렌지
- 참다래

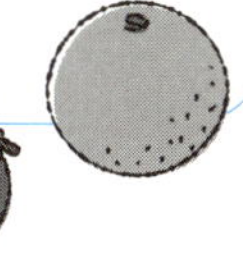

어패류

- 모시조개
- 대합
- 톳
- 가다랑어 등

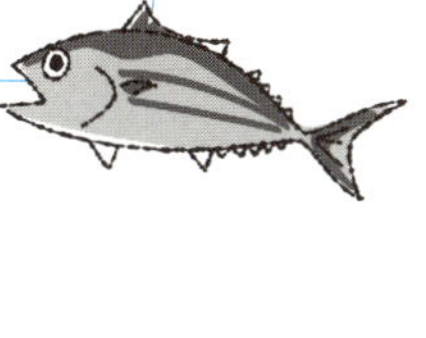

제철식품을 이용한 추천 레시피

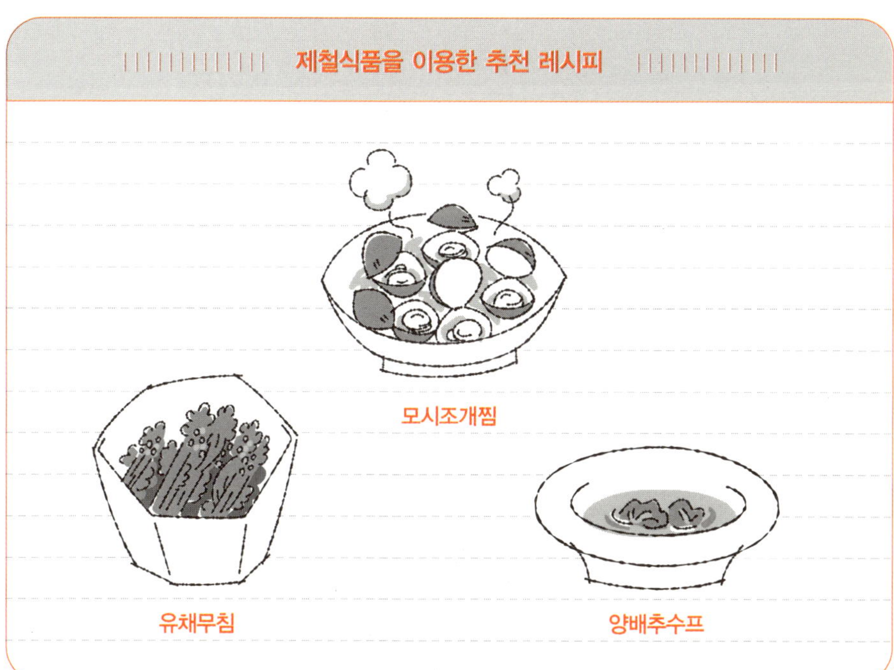

모시조개찜

유채무침

양배추수프

어패류

- 장어
- 전갱이
- 은어
- 정어리
- 바지락
- 문어 등

야채류

- 토마토
- 풋콩
- 옥수수
- 오크라
- 강낭콩
- 양상추
- 호박
- 가지
- 파프리카 등

과일류

- 버찌
- 수박
- 멜론
- 복숭아 등

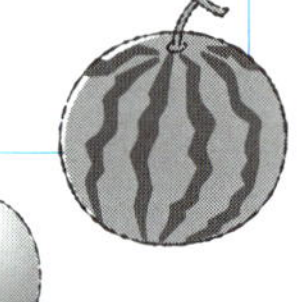

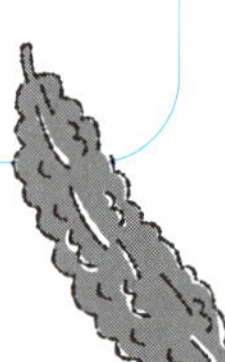

제철식품을 이용한 추천 레시피

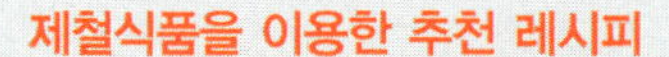

장어양념구이

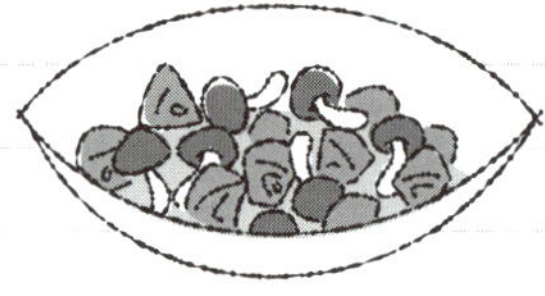

호박토마토마리네

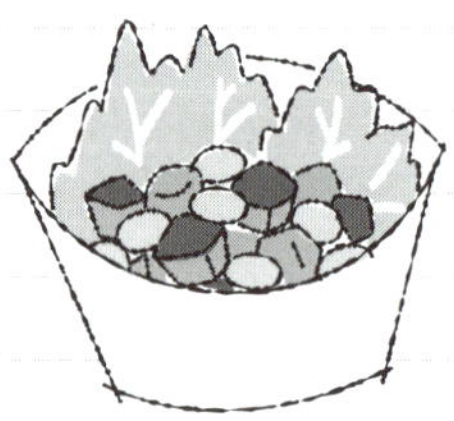

단호박풋콩샐러드

야채류

- 고구마
- 당근
- 토란
- 양파
- 연근
- 경수채
- 송이버섯
- 잎새버섯 등

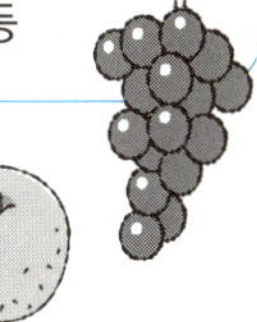

과일류

- 배
- 감
- 밤
- 포도
- 서양배 등

어패류

- 연어
- 고등어
- 꽁치
- 가다랑어
- 전어
- 새우
- 오징어 등

| | | | | | | | | | | 제철식품을 이용한 추천 레시피 | | | | | | | | | | |

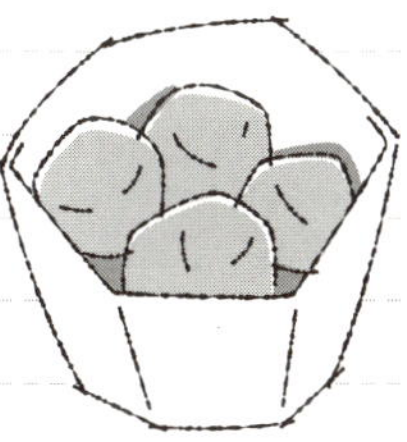

토란조림

꽁치소금구이

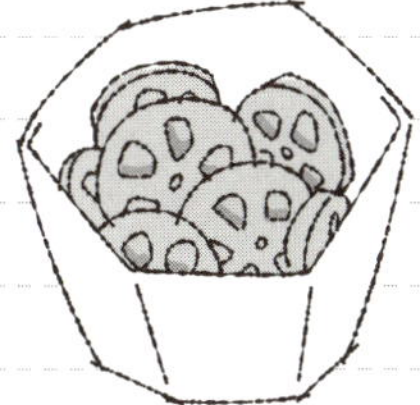

연근초절임

어패류

- 금눈돔
- 대구
- 새끼방어
- 방어
- 임연수어
- 다랑어
- 게
- 가리비 등

야채류

- 배추
- 무
- 양배추
- 순무
- 샐러리
- 콜리플라워
- 우엉
- 단호박
- 브로콜리
- 시금치 등

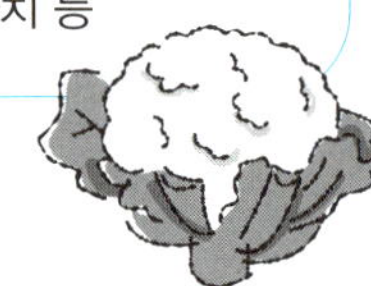

과일류

- 사과
- 귤
- 레몬
- 석류 등

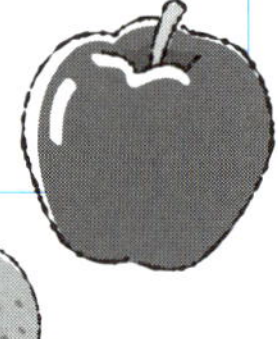

제철식품을 이용한 추천 레시피

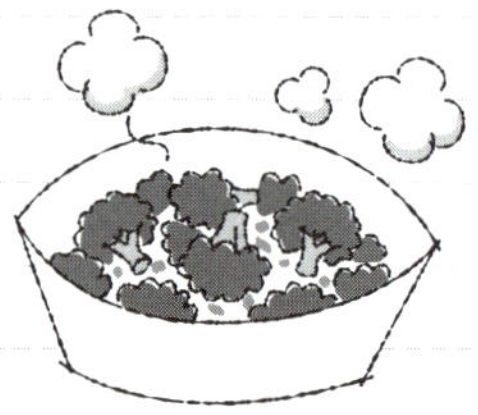

데친 브로콜리샐러드

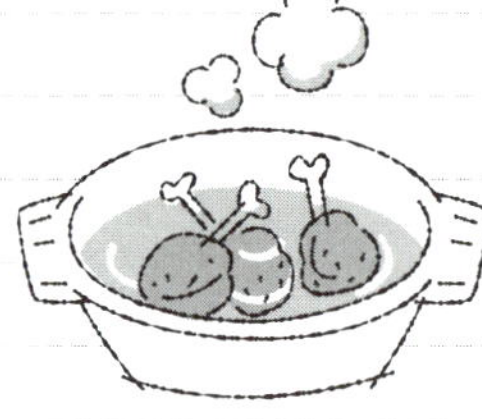

무청을 넣은 닭백숙

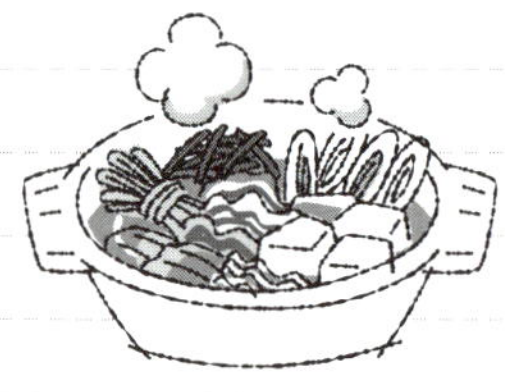

김치찌개

미인이 되려면 반드시 챙겨 먹어야 하는 6가지 영양소

예뻐지고 싶다면 식재료를 통해 얻을 수 있는 영양소부터 섭취하자.
어느 것 하나 빼놓을 수 없다.

코엔자임Q10

체내 에너지를 만들어내고 피로회복을 돕는다. 지방은 세포 내에 있는 미토콘드리아에 의해 연소된다. 코엔자임Q10은 미토콘드리아에 작용하여 에너지를 만들어내도록 돕기 때문에 지방연소에 도움이 된다. 소나 돼지의 간, 참치, 정어리 등에 많이 함유되어 있다.

카테킨

녹차의 떫은 성분으로 암과 동맥경화 예방에 효과적이다. 또한 동물성지방과 식물성지방 양쪽에 항산화작용을 하며 악성 콜레스테롤의 산화를 막고 혈중 콜레스테롤의 상승을 억제한다. 혈당치의 상승을 막는 효과도 있다.

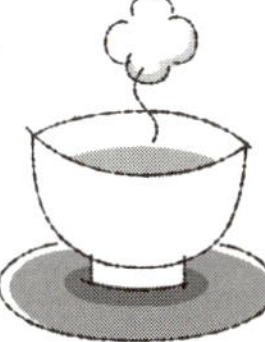

키토산

게나 새우의 껍질, 오징어 연골에 함유되어 있다. 장내 환경을 개선하고 변비 해소에 효과가 있으며 혈당치의 급격한 상승을 억제한다. 또한 지방 흡수를 억제하는 등 다양한 효과가 있다.

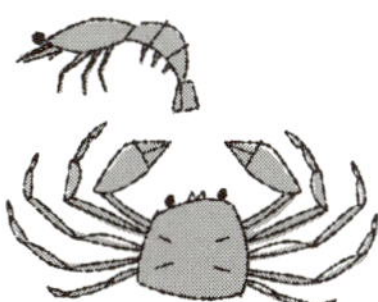

이소플라본

여성호르몬과 비슷한 작용을 한다. 두부와 낫토 등 콩류에 많이 함유되어 있다. 갱년기 증상을 완화하고 칼슘 흡수를 도와 골다공증을 예방한다. 악성콜레스테롤을 줄여 혈관을 넓히는 등 순환을 원활하게 돕는다.

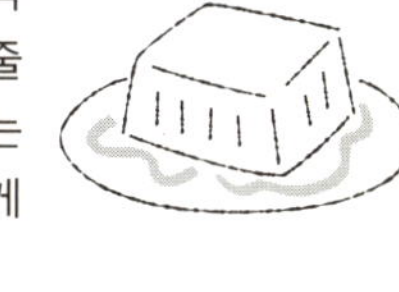

GABA(감마-아미노부티르산)

신경계 흥분을 진정시키고 스트레스를 해소하며 마음을 안정시키는 효과가 있다. 현미, 낫토, 피망, 브로콜리 등에 함유되어 있으며 중성지방의 증가를 억제하고 비만 방지, 간 기능 개선 등에 효과가 있다.

α-리포산

간, 시금치, 토마토, 감자 등에 함유되어 있는 기능성 성분. 노화를 예방하고 피로 회복에 좋으며 당질 대사를 촉진하기 때문에 다이어트에도 효과적이다. 또한 유해금속을 체외로 배출하는 해독효과도 기대할 수 있다.

미네랄워터를 마시자

다이어트 중에는 수분을 많이 섭취하는 것이 좋다.
그중에서도 특별히 추천하는 음료를 소개한다.

추천음료

- 미네랄워터
- 차(녹차)
- 커피
- 홍차

우유와 크림은 넣지 말 것

- 허브티
- 중국차

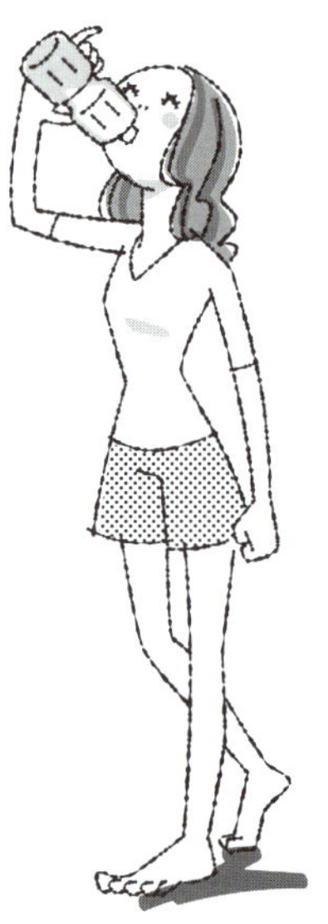

피해야 할 음료

- 청량음료
- 탄산음료
- 스포츠드링크
- 우유

다이어트 중에는 수분을 충분히 섭취할 것

다이어트 중에는 가급적 수분을 많이 섭취하도록 하자. 특히 스트레칭 후에는 림프의 흐름이 좋아져 노폐물이 속속 빠져나간다. 이때 수분을 많이 섭취하면 좀더 빨리 체외로 배출할 수 있다.

하지만 수분이라고 해서 아무 것이나 마셔도 되는 것은 아니다. 위에서 살펴본 것처럼 미네랄워터나 녹차 등 당분이나 우유가 들어 있지 않은 것을 선택한다.

GETTAMAN 추천 음료

몸을 따뜻하게 해주는 효과가 있거나 아침식사 대신 마실 수 있는 음료이다.

프룬 주스

여성은 빈혈에 걸릴 위험이 높다. 아침 스트레칭 뒤에 철분이 풍부한 프룬 주스를 마시면 철분 흡수가 좋아진다.

생강꿀차

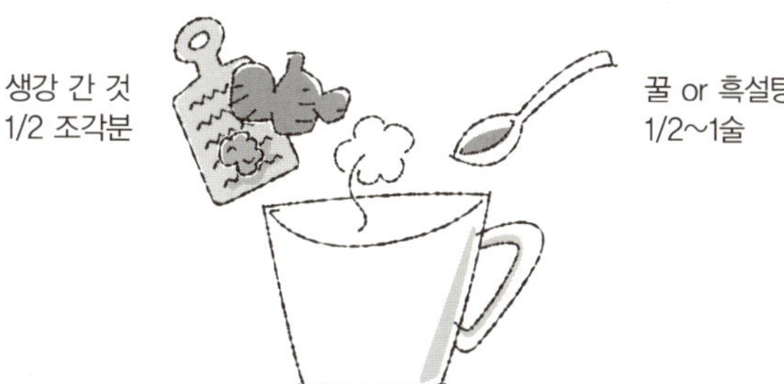

따뜻한 홍차에 생강즙과
꿀 또는 흑설탕을 넣어
잘 섞는다.

사과당근주스

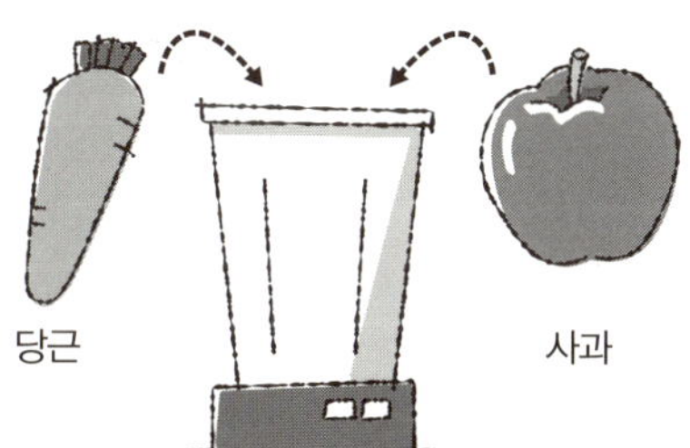

당근 1개에 사과 1.5의 비율로
주서에 간다. 당근보다 사과
의 양이 많아 맛있게 마실 수
있다.

아보카도포도주스

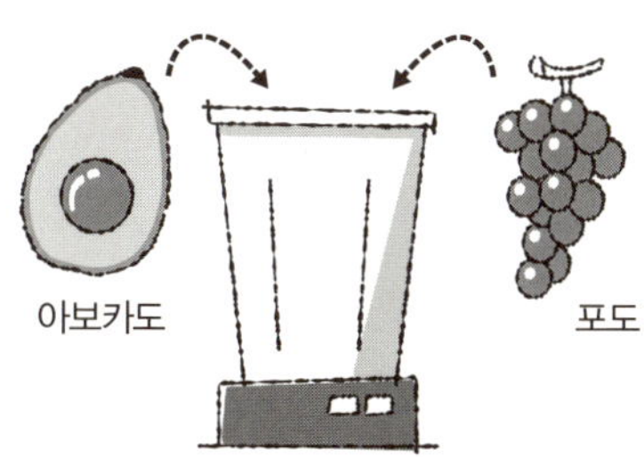

아보카도 1에 포도 1.5의 비율
로 주서에 간다. 여기에 물을
약간만 넣으면 마시기 좋은
음료가 된다.

씹는 횟수가 줄고 있다

옛날 사람들은 딱딱한 음식이나 정제되지 않은 음식을
많이 먹어 씹는 횟수가 매우 많았다. 그런데 요즘에는 부드럽게 가공한 음식이 너무 많다.
음식을 먹을 땐 가급적 많이 씹어 먹도록 하자.

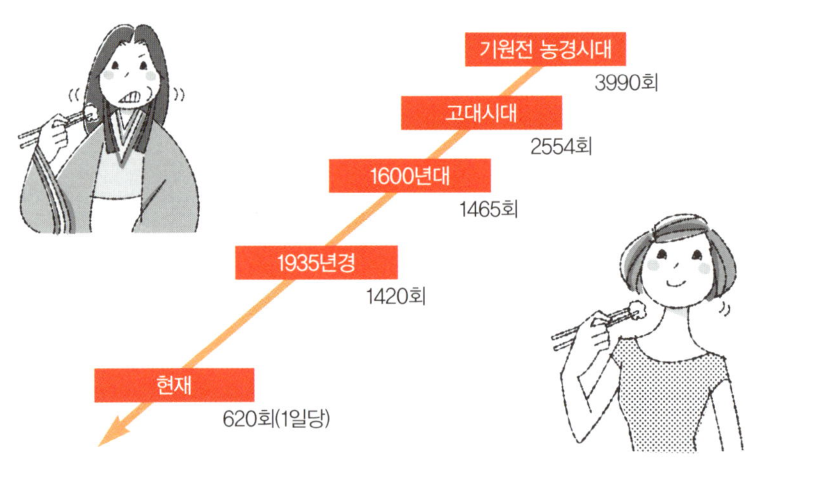

잘 씹는 것이 다이어트 성공의 지름길

인간에겐 5개의 심장이 있다고 한다. 제1은 심장, 제2는 호흡할 때 사용하는 횡격막, 제3은 씹기, 제4는 다리, 제5는 손이다.

최근 식생활을 보면 맛있는 음식이 곧 부드러운 음식이라는 인식이 굳어져, 결국 씹는 횟수가 현저하게 줄어들고 있다. 이 때문에 무의식중에 과식을 하게 된다.

음식을 잘 씹으면 금세 포만감이 생기기 때문에 먹는 양이 자연히 줄어든다. 이것이 다이어트 성공의 지름길이다.

잘 씹어 먹으면 이런 장점이!

입에 음식을 넣으면 30~50회 정도는 씹도록 하자.
그로 인한 장점은 이렇게나 많다.

비만 예방에 좋다

음식을 잘 씹으면 혈당치가 빨리 높아진다. 그러면 이것을 뇌가 인지하여 포만중추에 알려 더 이상 먹지 않도록 명령을 한다. 즉 과도한 열량을 섭취하지 않도록 방지하게 된다.

안면 근육 운동이 된다

잘 씹으면 얼굴 근육이 움직이고 표정이 밝아진다. 결국 근육 운동이 되므로 상반신이 똑바로 펴지는 효과도 기대할 수 있다.

충치나 치주염 등을 예방한다

음식을 씹으면 타액이 증가하여 충치균으로 만들어진 산의 농도가 엷어지고, 충치에 노출된 치아 표면이 원래 상태로 돌아간다. 또한 치아에 낀 오염물질이 떨어진다. 잇몸을 마사지하여 치주염에 잘 걸리지 않는 효과도 있다.

피부가 매끌매끌해진다

음식물을 잘 씹으면 타액이 나와 타액단백질이 다량 분비된다. 타액단백질 분비가 왕성할수록 세포분열이 진행되어 피부가 매끈해진다.

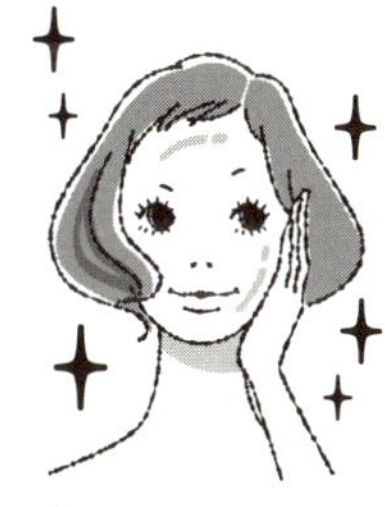

기억력이 증진된다

뇌세포 대사활동을 활발하게 하고 뇌 혈액순환을 좋게 한다. 이것이 기억력 향상으로 이어진다.

노화를 예방한다

타액에 있는 노화방지 호르몬 중 하나인 파로틴이 분비된다. 파로틴은 뼈나 근육을 튼튼하게 하고 노화를 막는 작용을 한다. 음식을 많이 씹으면 타액의 양이 증가하므로 파로틴도 증가한다.

살 빠지는 몸으로 만들어주는 항산화식품

균형 잡힌 식사를 하는 것이 중요

다양한 영양소를 균형 있게 섭취하도록 하자.
특히 항산화식품을 의식적으로 찾아 먹는 것이 좋다.

기본 영양소

단백질… 달걀, 우유, 육류, 어패류, 두부 등에 많이 함유되어 있다.

탄수화물(당질)… 밥, 빵, 감자류 등에 많이 함유되어 있다.

식이섬유… 야채와 해조류, 버섯류 등에 많이 함유되어 있다.

비타민류… 야채, 과일, 육류 등에 많이 함유되어 있다.

미네랄… 어패류, 해조류 등에 많이 함유되어 있다.

\+

항산화식품(식물영양소 Phytochemical)

=

여러 가지 영양소를 균형 있게 섭취할 수 있다.

면역력을 높이려면 항산화식품을 섭취한다

몸속 세포가 산소와 결합하여 산화되면 인체의 기능이 떨어진다. 몸을 산화로부터 보호하고 살이 잘 빠지는 몸으로 만들려면 항산화력을 높이고 면역력을 증강시켜야 한다. 이를 위해서는 항산화성분 식물영양소가 필수적이다.

식물영양소는 야채와 과일, 콩류 등에 많이 함유되어 있다. 이런 음식을 균형 있게 섭취하면 효과가 한층 상승한다.

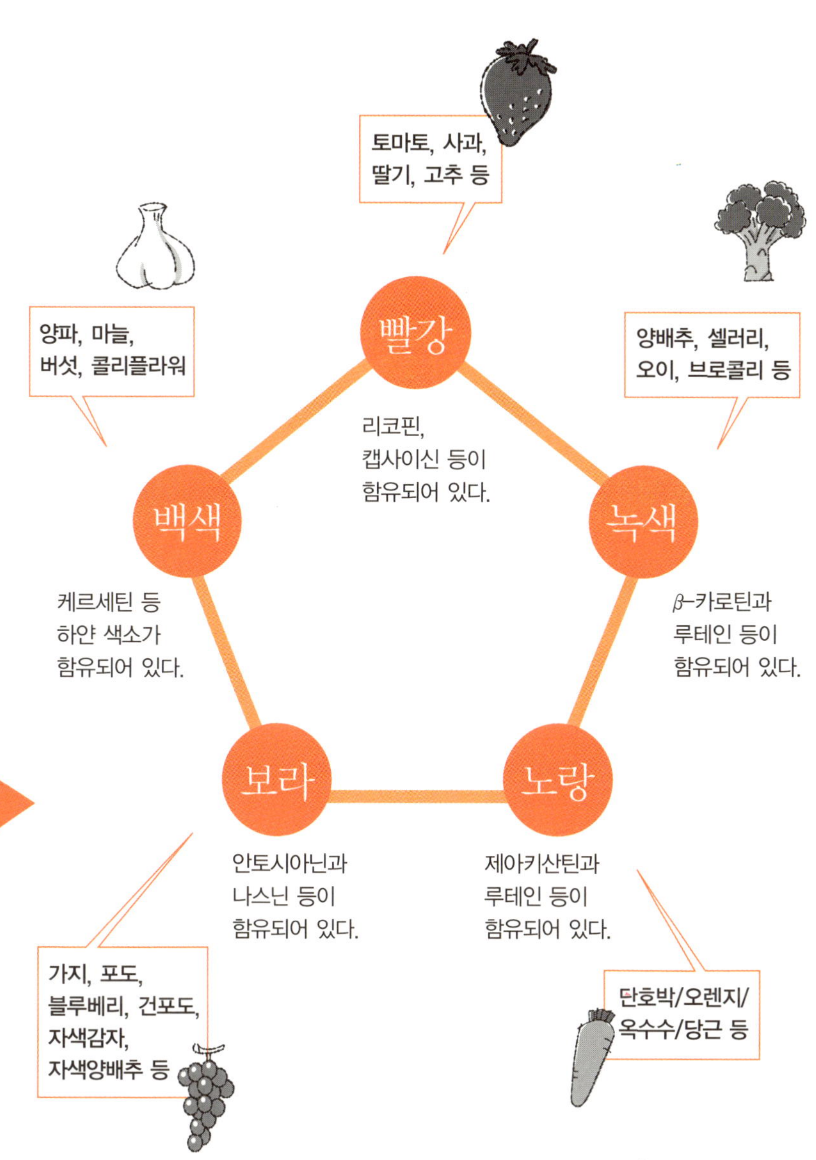
토마토, 사과,
딸기, 고추 등

양파, 마늘,
버섯, 콜리플라워

양배추, 셀러리,
오이, 브로콜리 등

빨강

백색

녹색

리코핀,
캡사이신 등이
함유되어 있다.

β-카로틴과
루테인 등이
함유되어 있다.

케르세틴 등
하얀 색소가
함유되어 있다.

보라

노랑

안토시아닌과
나스닌 등이
함유되어 있다.

제아키산틴과
루테인 등이
함유되어 있다.

가지, 포도,
블루베리, 건포도,
자색감자,
자색양배추 등

단호박/오렌지/
옥수수/당근 등

지방을 섭취하기 전에 알아두어야 할 것

몸에 좋은 지방과 피해야 하는 지방

지방에는 몸에 좋은 지방과 피해야 할 지방이 있다.
어떤 지방이 몸에 좋은지를 알아두자.

포화지방산

육류의 지방이나 버터 등의 유제품에 많이 함유되어 있다. 중성지방과 콜레스테롤을 증가시키고 동맥경화의 원인이 된다. 일반적으로 현대인은 포화지방산을 과도하게 섭취하는 경향이 있다.

이런 음식에 많아요
버터, 마가린, 쇠기름, 돼지기름, 면실유 등

불포화지방산 — 추천!

어류나 식물성기름에 많이 함유되어 있다. 콜레스테롤을 낮추고 뇌 기능을 활성화시킨다. 일가불포화지방산과 다가불포화지방산으로 나뉜다.

일가불포화지방산

대표적인 것이 오레인산. 동맥경화의 원인 중 하나인 LDL(악성) 콜레스테롤을 줄여주는 효과가 있다.

이런 음식에 많아요
올리브유

다가불포화지방산

대표적인 것이 EPA(IPA), DHA, 리놀산, 감마리놀렌산, 아라키돈산, α-리놀렌산 등. 중성지방을 줄여 HDL(양성) 콜레스테롤을 늘리는 작용을 한다.

이런 음식에 많아요
들기름, 카놀라유, 홍화씨유, 해바라기씨유 등
홍살치, 꽁치, 참치, 방어, 정어리 등 어류도 놓치지 말자

트랜스지방은 주의!

식물성기름 제조 과정에서 트랜스지방산이라 불리는 지방산이 생성된다. 마가린이나 쇼트닝에 함유되어 있는데, 이것을 과도하게 섭취할 경우 협심증이나 심근경색 등 허혈성 심장 질환의 위험이 높아진다.

몸에 좋은 지방을 섭취하려면

포화지방산보다 불포화지방산이 함유된 식품을 선택하는 것이
몸에 좋은 지방을 섭취하는 비결이다.

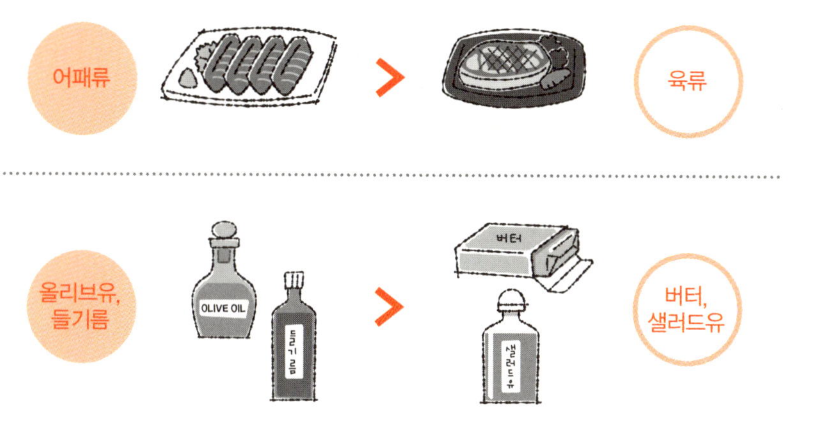

지방을 섭취하지 않을 수는 없는 일,
이왕이면 몸에 좋은 지방으로!

지방을 많이 섭취하면 뚱뚱해지니 가급적 섭취하고 싶지 않다, 지방은 다이어트의 적… 이렇게 생각하는 사람도 적지 않다. 하지만 지방은 몸을 유지하는 데 필수적인 요소다. 그러므로 '먹지 않겠다.' 라는 선택은 옳지 않다. 몸에 필요한 영양소라면 '몸에 좋은 것' 을 골라 먹으면 된다.

왼쪽에 소개한 주요 지방의 종류를 보면 고기나 버터에 함유되어 있는 포화지방산보다 올리브유나 생선 등에 함유되어 있는 불포화지방산이 건강에 좋다는 것을 알 수 있다.

몸에 좋은 지방은 다이어트에도 도움이 된다. 양질의 지방을 섭취하여 몸속부터 건강해지는 식이요법에 도전해보자.

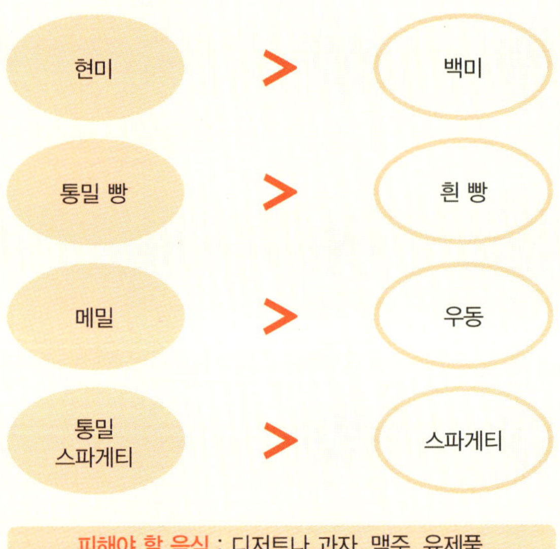

탄수화물을 줄이고

야채&해조류를 충분히 섭취한다

당질 대사가 약한 사과 타입은 여분의 당질이 내장지방으로 쉽게 축적되어 허리(배) 주변이 볼록 튀어나오게 된다. 동양인의 약 34%가 이 비만 유전자를 가지고 있다고 하며, 당뇨병이나 당질이상증, 지방간 등의 발병률이 높다.

식사는 당질을 줄이고 야채와 해조류, 버섯류를 중심으로 한다. 가능하면 정제되지 않은 것이 좋다.

된장국엔 야채나 버섯, 해조류를 듬뿍

수프나 된장국에 야채와 버섯, 해조류를 듬뿍 넣어 먹으면 칼로리를 억제할 수 있다.

밥과 빵 등의 당질은 최소한으로

사과 타입은 당질을 줄이는 것이 다이어트와 직결된다. 가급적 섭취량을 줄이는 것이 좋다.

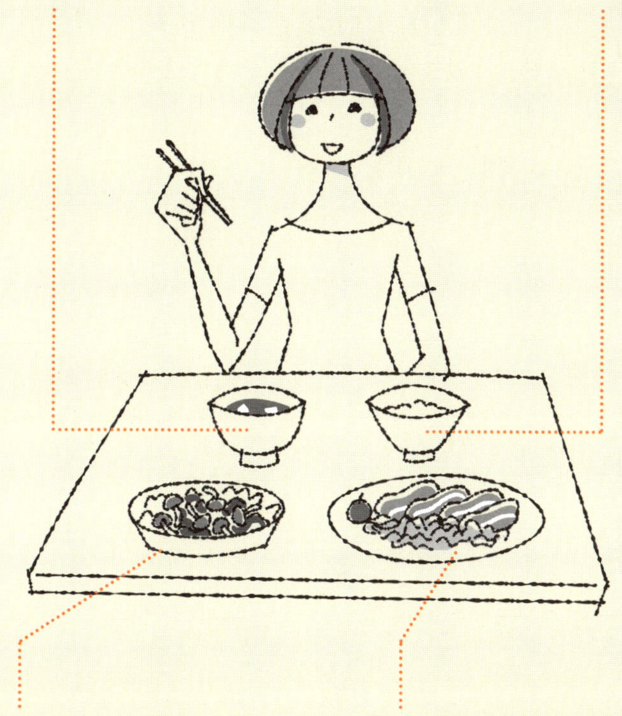

1 야채와 버섯류, 해조류를 먹자

혈당치가 급상승하는 것을 막고 내장지방을 줄여준다.

2 고기나 생선, 콩류는 1번을 먹은 뒤에!

야채와 해조류를 섭취한 뒤에 천천히 잘 씹어서 먹는다.

서양배 타입은
지방 섭취를 줄여야 한다

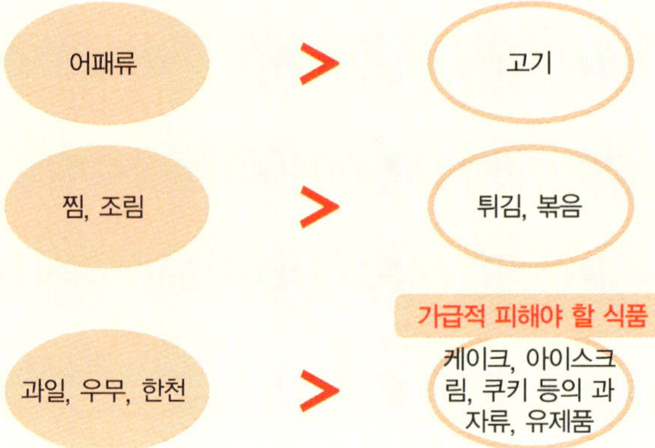

가급적 유지류 섭취를 피한다

서양배 타입은 지방 대사가 원활하지 않아 섭취한 지방이 오랜 시간 혈액 속에 남아 엉덩이나 하복부, 허벅지 등에 축적된다. 여성에게 특히 많으며 동양인의 약 25%가 이 유전자를 가지고 있다고 한다.

서양배 타입은 튀김을 적게 먹고, 기름이 들어가지 않는 조리법을 연구해야 한다. 야채와 버섯류, 해조류를 충분히 섭취하면 콜레스테롤을 몸 밖으로 배출할 수 있다.

이런 순서로 먹자

된장국에 야채나 버섯, 해조류를 듬뿍

야채와 버섯, 해조류를 수프나 된장국에 넣어 충분한 양을 섭취한다. 이렇게 먹으면 칼로리도 줄어든다.

밥이나 빵은 조금만

사과 타입과 마찬가지로 당질을 줄이는 것이 다이어트와 직결되므로 서양배 타입 역시 밥과 빵, 면류를 줄인다. 도정된 식품이라도 괜찮다.

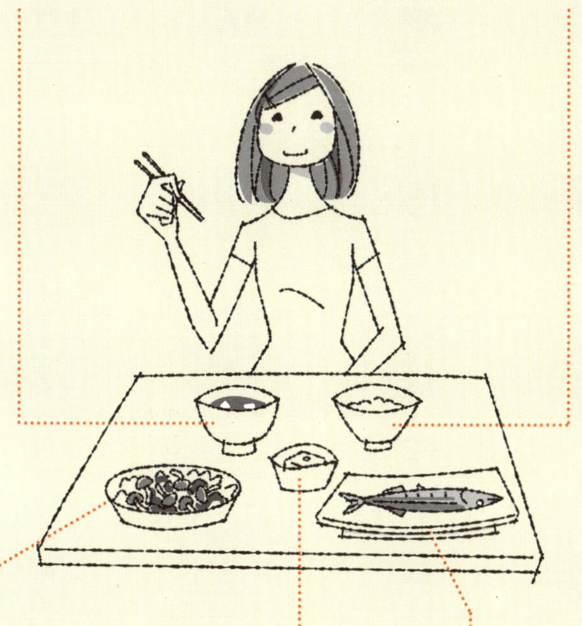

1 야채와 버섯류, 해조류부터 먹는다

혈당치가 급격히 올라가지 않도록, 또 내장비만이 되지 않도록 충분히 섭취한다.

2 두부류, 콩 제품을 먹는다

서양배 타입은 냉증과 부종으로 고민하는 사람들이 많다. 대두에 함유되어 있는 사포닌은 냉증과 부기를 빼주는 작용을 하므로 의식적으로 많이 섭취하도록 하자.

3 생선을 먹는다

고기의 지방보다 생선 지방이 몸에 좋으므로 주 요리는 고기가 아닌 생선으로 한다.

바나나 타입은
단백질을 많이 섭취한다

잘 먹는 법

—

사과 타입이나 서양배 타입과 달리 무엇이든 OK!
단백질을 중심으로 균형 있게 섭취하자.

- **단백질이 많이 함유된 음식을 섭취한다**
  (예) 육류, 어류, 콩류, 계란 등

- **사과 타입이나 서양배 타입과는 달리 밥과 빵, 면류 등 주식에 제한은 없다**

- **간식도 OK**

- **무엇이든 균형 있게 먹는 것이 중요**

- **과일은 바나나와 키위, 파인애플, 파파야, 망고가 좋다**
  열대 과일은 몸을 차갑게 하는 효과가 있다. 그리고 단백질을
  분해하는 효소를 가지고 있으므로 이 계통의 과일이 좋다.

**제한을 두지 말고
균형 있게 섭취하는 것이 중요하다.**

지금은 날씬해도 근육이 적기 때문에 한번 살이 찌기 시작하면 걷잡을 수 없다. 전체적으로 가늘고 긴 관절이 돋보이는 체형. 동양인의 16%가 이 유전자를 보유하고 있다.

바나나 타입은 기본적으로 무엇을 먹어도 괜찮다. 그렇지만 콩류와 생선을 중심으로 균형 잡힌 식단을 짜는 것이 중요하다.

간장이 원활하게 기능하도록 하려면 우선 단백질 음식부터 먹도록 하자.

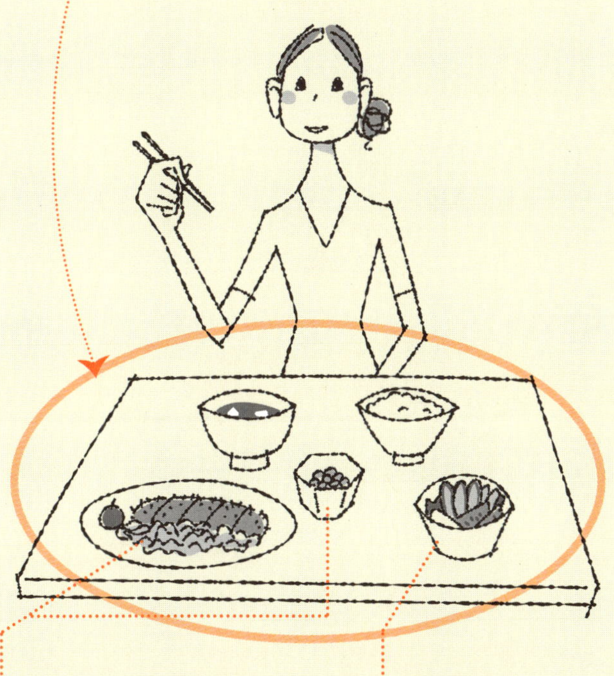

1 고기·생선·콩류부터 먹는다

바나나 타입은 단백질이 많은 음식부터 먹는 것이 식사의 포인트. 특히 간장의 기능을 끌어올리기 위해서는 우선 단백질부터 섭취하는 것이 좋다.

2 야채를 먹는다

사과 타입이나 서양배 타입과는 달리 야채를 두 번째로 먹는다. 특별히 많이 먹지 않아도 좋다.

제대로 즐기는 입욕 시간, 다이어트에 최고

하루의 스트레스를 해소하고 심신의 피로를 풀려면 샤워로 끝낼 것이 아니라 욕조에 몸을 담그는 것이 좋다. 목욕이 갖는 장점은 이렇게나 많다.

입욕의 좋은 점

- 몸을 청결하게 유지한다.
- 근육통이나 통증을 완화해준다.
- 내장 기능을 높인다.
- 부교감신경을 자극한다.
- 신경이 안정된다.

스트레스에도 효과적

- 좋아하는 입욕제나 에센셜오일로 향을 즐긴다.
- 노래를 흥얼거린다.
- 즐거운 공상을 한다.

경직된 몸이 풀어지고(림프의 흐름이 원활), 이완 효과가 높아진다.
입욕 후 스트레칭이나 림프 케어를 병행하면 지방연소 효과가 한층 UP!

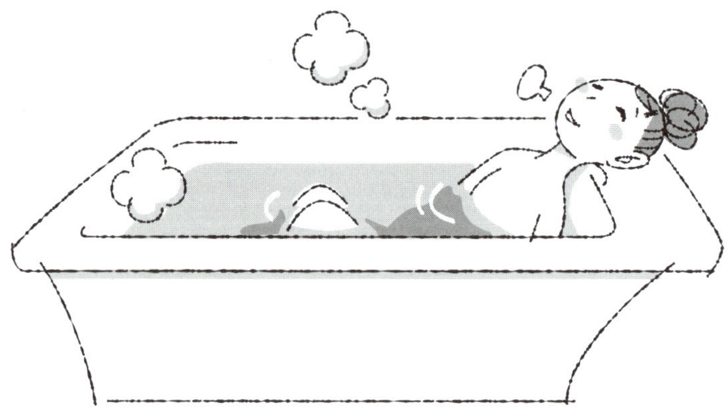

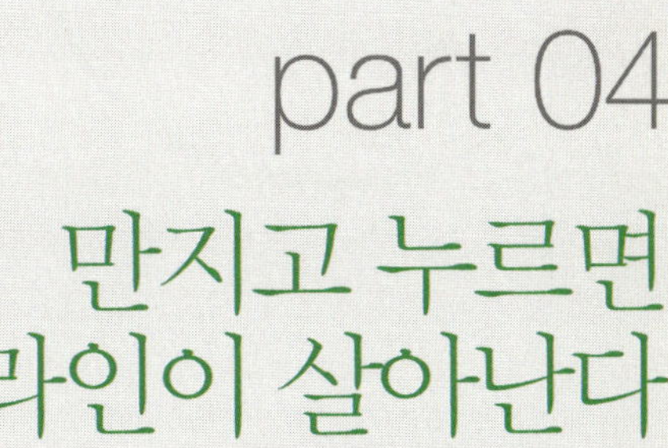

part 04

만지고 누르면 라인이 살아난다

- 부위별 림프케어

다리나 허리 주변, 얼굴선 등 자신의 조건에 따라
부분적으로 신경이 쓰이는 곳이 있다.
그 부위를 중점적으로 관리하여 빛나는 미모로 가꿔보자.

부위별 림프케어 포인트

- 입욕 후에 한다.
- 날씬 다리 림프케어→잘록 허리 림프케어→작은 얼굴 림프케어 순서로 한다. 고민이 되는 부위의 림프케어만 따로 실시해도 OK.
- 마지막에 기본 스트레칭(14~35쪽)을 병행한다.

날씬 다리 림프케어

다리 끝에 정체되어 있는 림프를 풀어준 뒤 무릎 주변의 림프를 자극하여 흐름을 좋게 한다. 무릎 아래에서 발목까지 셀룰라이트를 풀어주고 노폐물로 배출한다.

잘록 허리 림프케어

고관절 결림을 풀어 림프의 흐름을 원활하게 한다. 허벅지와 엉덩이. 허리의 셀룰라이트를 문질러 풀어주고 노폐물로 배출한다.

작은 얼굴 림프케어

목 주변(경추)을 부드럽게 풀어준 뒤 목과 목둘레 림프를 자극한다. 머리와 얼굴 부위를 누르거나 만져주면서 긴장을 풀어 리프팅을 하고 표정근을 부드럽게 한다.

날씬 다리 림프케어 순서

step 1
매끈한 종아리 만들기

발에 있는 림프를 누르고 문질러 흐름을 좋게 하고 발목을 바깥쪽·안쪽·앞쪽으로 펴서 부드럽게 풀어준다.

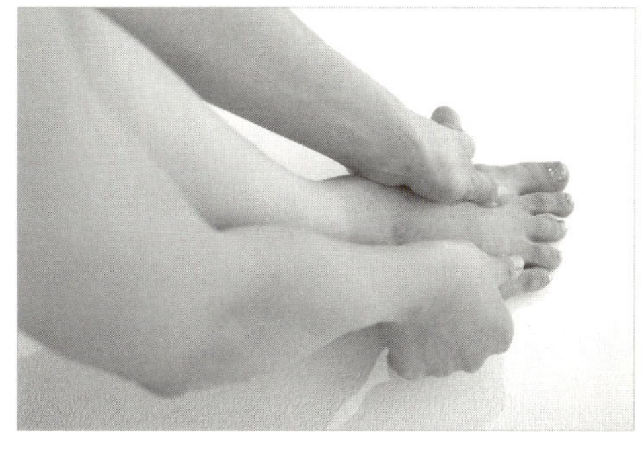

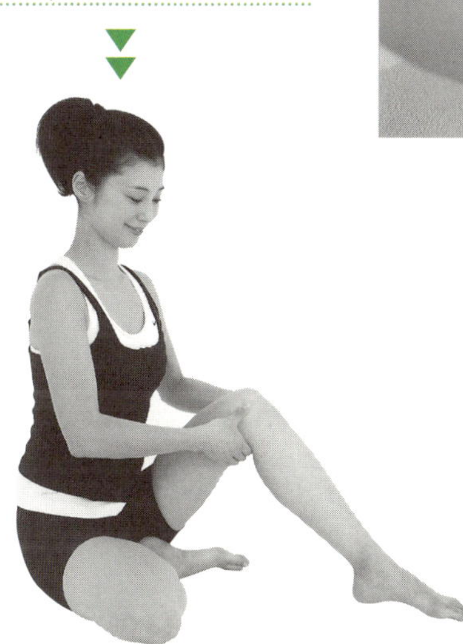

step 2
리바이탈

무릎 안쪽의 슬와(일명 오금) 림프를 천천히 눌러 림프의 흐름을 좋게 한다.

step 3
장딴지 셀룰라이트 케어

무릎에서 발목까지 마사지를 하면서 풀어주거나 위로 쓸어 올린다. 장딴지에 뭉쳐 있는 셀룰라이트를 풀어주어 림프로 흘려보내는 방식이다. 매일 반복해주면 울퉁불퉁했던 장딴지가 몰라보게 날씬해진다.

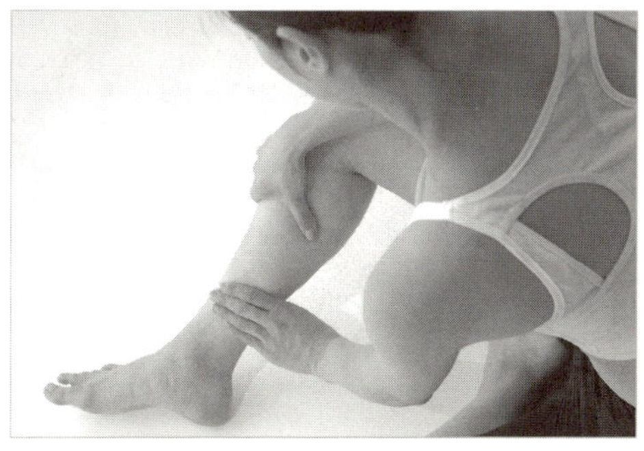

잘록 허리
림프케어
순서

step 1
고관절 슬림 케어

등과 허리의 통증을 풀고 고관절의 움직임을 부드럽게 한다. 매일 반복하면 림프의 흐름이 좋아지고 허리 주변 지방 연소도 활발해진다.

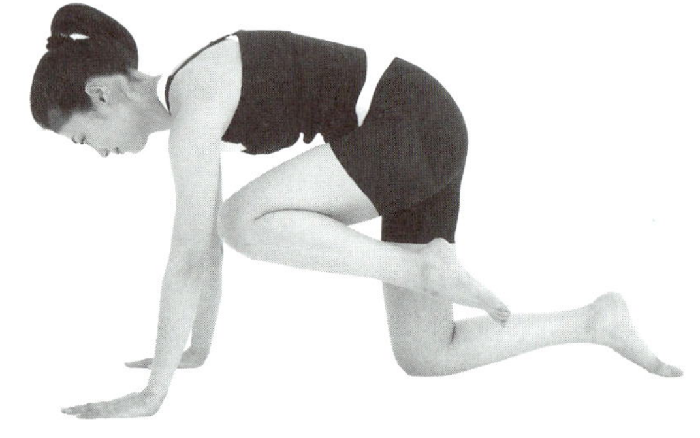

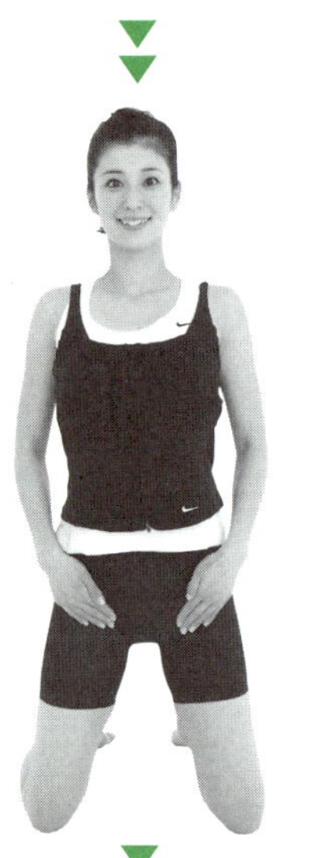

step 2
골반 림프 케어

허벅지 위쪽 골반 라인을 따라 림프절을 마사지하여 노폐물을 배출한다. 림프의 흐름이 원활해지고 허리 주변이 날씬해진다.

step 3
허벅지 셀룰라이트 케어

안쪽→바깥쪽→엉덩이→허리 순으로 마사지한다. 전부 셀룰라이트가 정체되기 쉬운 부위이므로 충분히 만져주는 것이 좋다. 그리고는 위에서부터 아래로 허리를 쓸어주어 지방이 쌓이는 것을 막는다.

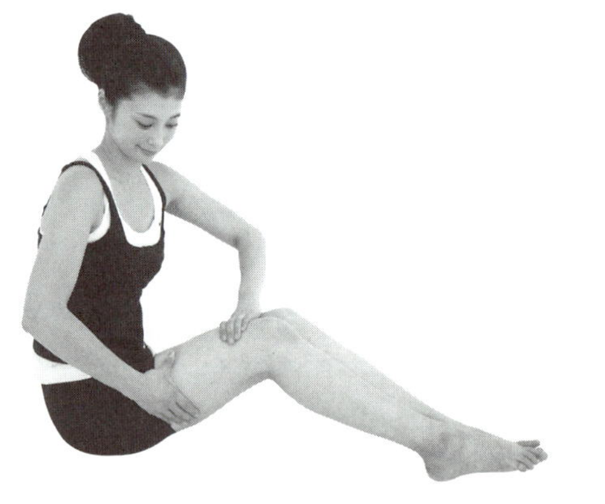

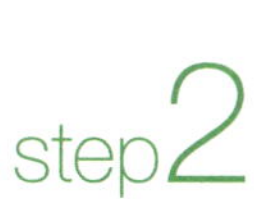

작은 얼굴
림프케어
순서

step 1
경추 스트레칭

경추를 부드럽게 한다. 천천히 스트레칭하여 결림을 서서히 푼다.

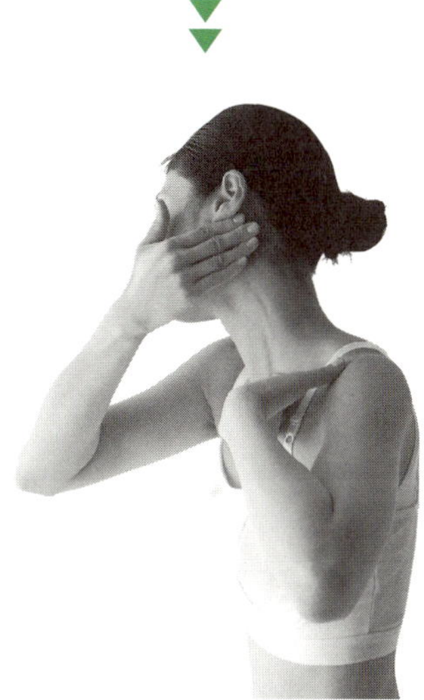

step 2
목과 데콜테 라인 림프케어

목과 데콜테 라인을 위에서 아래로 쓸어주면 림프의 흐름이 좋아지면서 선이 아름다워진다.

step 3
작은 얼굴 스트레칭

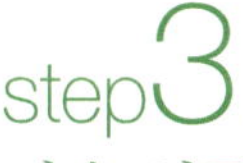

머리 위쪽으로 묵직한 느낌을 풀어준 뒤 근육을 쓸어 올려준다. 표정근을 풀고 눈 주위 주름을 편다 → 입 주위 팔자 주름을 지운다→ 턱에 탄력을 주는 스트레칭을 한다. 얼굴에 생기가 돌고 작아 보이는 효과가 있다.

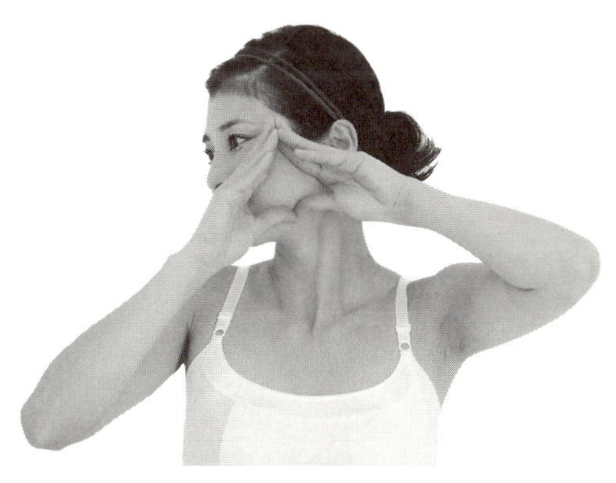

매끈한 종아리 만들기

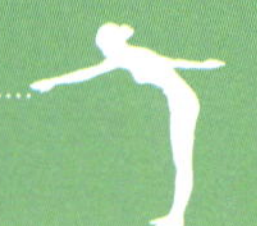

날씬한 다리 만들기는 발등에 있는 림프관
을 만져주는 것부터 시작! 발가락과 발등을
문질러주면 림프의 흐름이 원활해진다.

1

발가락 사이를
양손으로 누른다

엄지와 검지발가락 사이, 약지
와 새끼발가락 사이를 양 엄지
손가락으로 가볍게 눌러준다.
두 발 모두 실시한다.

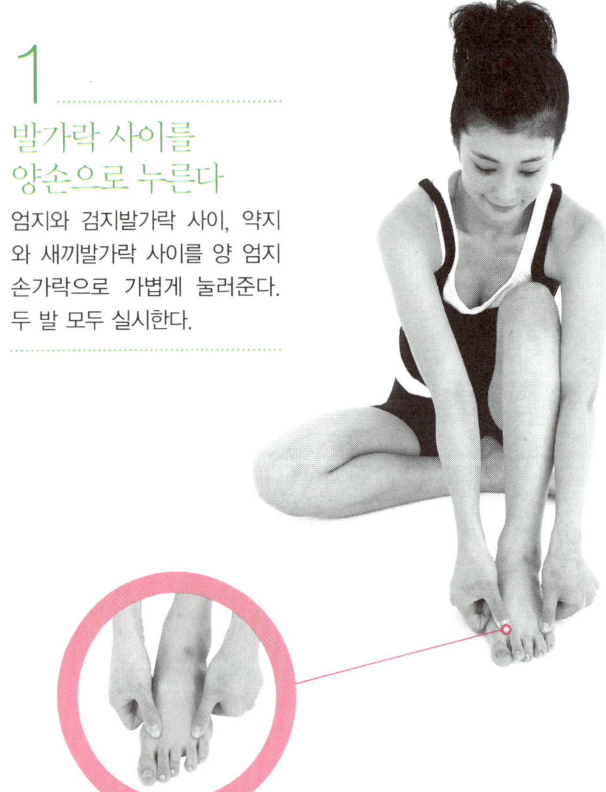

두 발 각각
30초씩
눌러준다.
(20회 정도)

2

발가락에서 위로 쓸어 올려준다

발등의 엄지와 검지발가락 사이, 약지와 새끼발가락 사이를 양 엄지손가락으로 아래에서 위(발목 쪽)로 누르면서 올라간다. 두 발 모두 실시한다.

두 발 각각
30초간
실시한다.

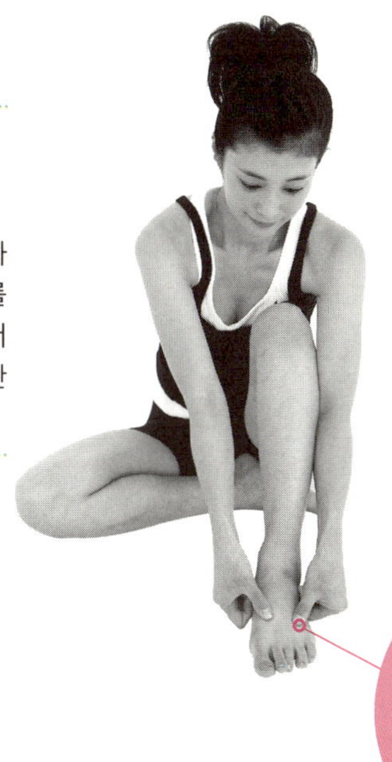

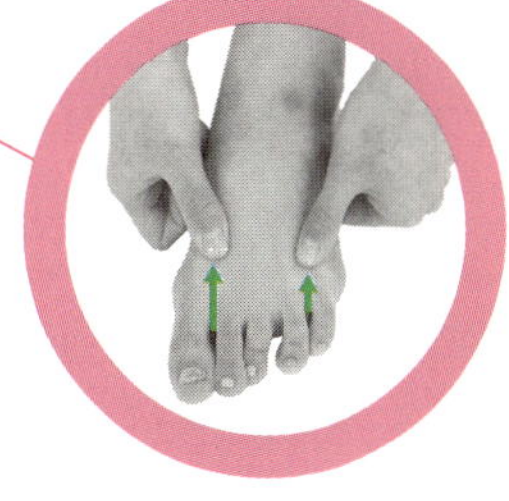

3

경혈을 누른다

발목 앞쪽에 약간 움푹 패여 있는 부위가 있는데, 살짝 누르면 말랑하게 느껴진다. 그곳을 엄지손가락으로 강하게 누른다. 두 발 모두 실시한다.

두 발 각각
30초간
실시한다.

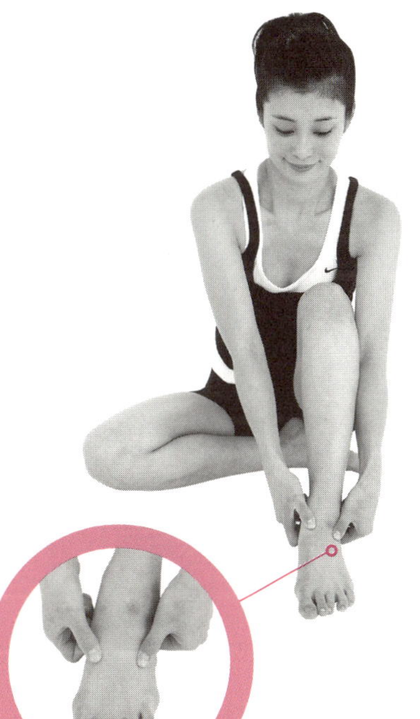

계속

4

발목을 바깥쪽→안쪽
→앞쪽 순서로 스트레
칭한다.

우선 발목을 바깥쪽으로 펴고 체
중을 천천히 싣는다. 다음으로 발
목을 안쪽으로 펴고 체중을 싣는
다. 계속해서 발목을 앞쪽으로 펴
고 체중을 싣는다. 양다리 모두
실시한다.

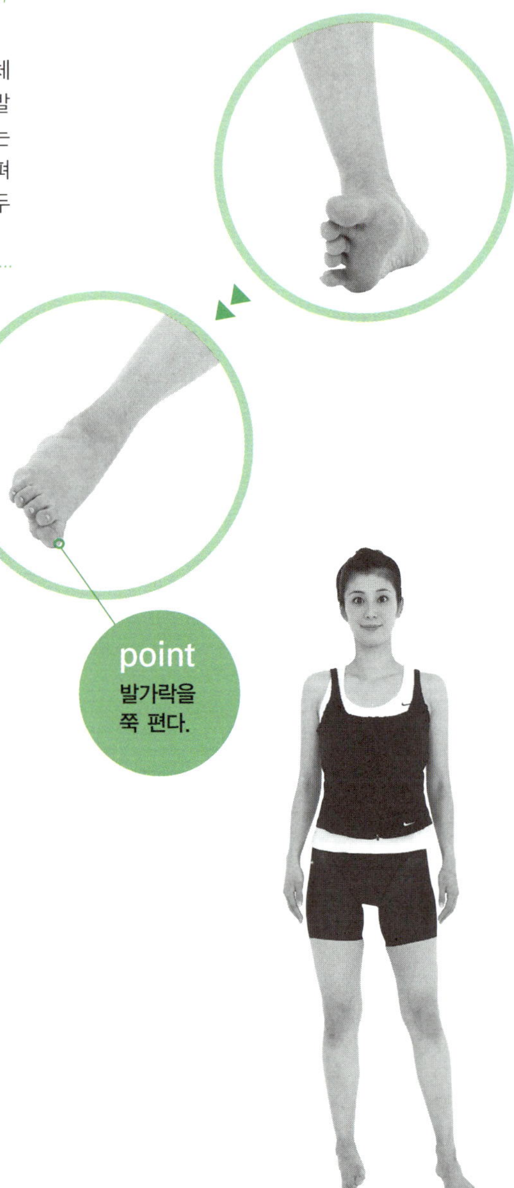

두 다리 각각
30초간
실시한다.

계속해서 날씬 다리 림프케어 02를 한다.

리바이탈

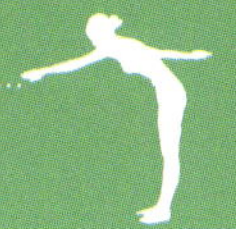

림프의 흐름을 좋게 하기 위해 무릎 안쪽의
림프를 자극한다.
천천히 누르는 것이 포인트.

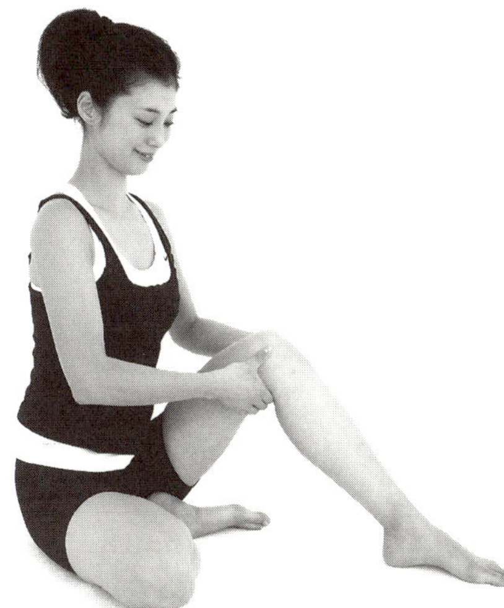

무릎 안쪽의 림프를 누른다.

양손으로 무릎 안쪽 움푹 파인
부분을 천천히 눌렀다가 뗀다.
이 동작을 반복한다.

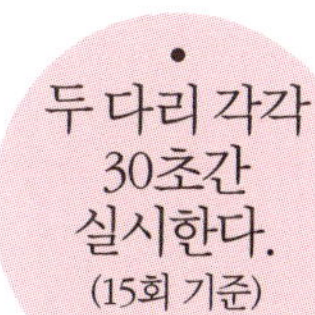

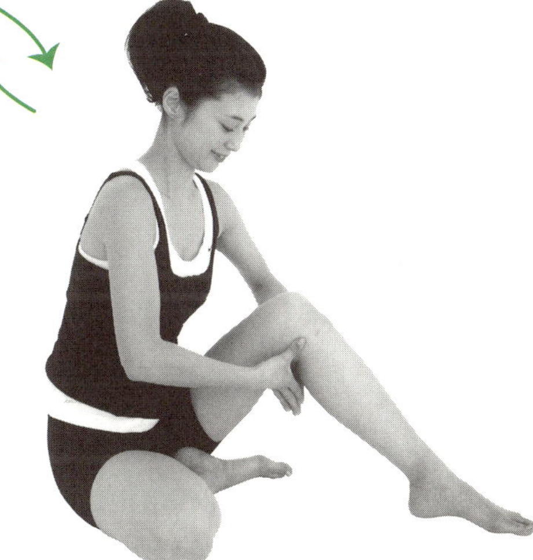

계속해서 날씬 다리 림프케어 03를 한다.

날씬 다리 림프케어 03

장딴지 셀룰라이트 케어

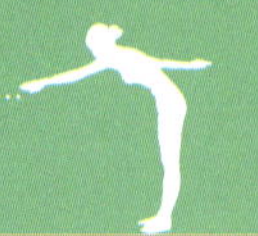

종아리를 세심하게 문지른 뒤 부드럽게 쓸어 올린다.
셀룰라이트를 자극하여 노폐물을 배출한다.

1

발꿈치에서 무릎까지 장딴지를 풀어준다

다리를 꼬고 앉는다. 왼쪽 발꿈치에서 무릎을 향해 양손을 이용하여 장딴지를 30초간 꼼꼼히 풀어준다. 타월을 짜듯 가볍게 비튼다. 오른쪽 다리도 같은 방법으로 실시한다.

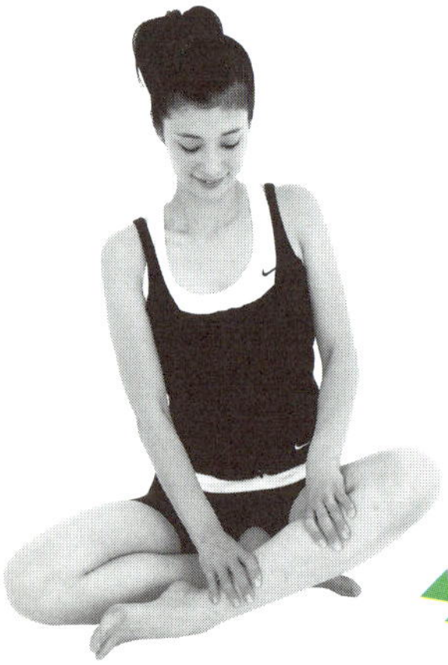

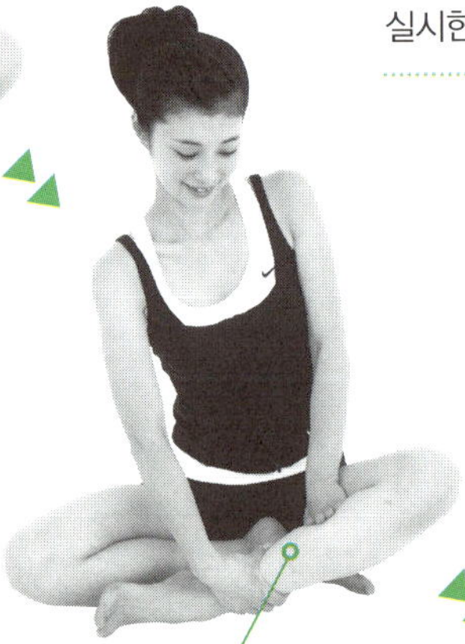

point
비틀면서
풀어준다.

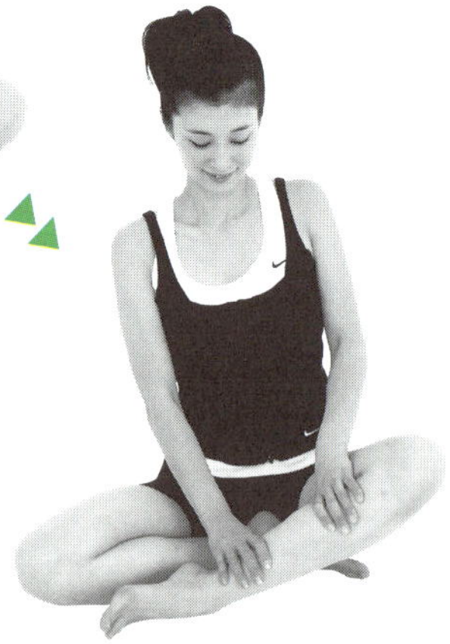

두 다리 각각
30초간
실시한다.

2

발목에서 무릎 뒤쪽까지 손바닥 전체로 쓸어 올려준다

왼쪽 무릎을 세우고 오른쪽 손바닥을 발목 뒤쪽에 밀착시킨다. 엄지손가락을 아킬레스건 안쪽에 대고 장딴지 전체를 쓸어 올려준다. 왼손은 정강이 쪽에서 발목을 잡고 무릎 쪽으로 쓸어 올린다. 좌우 손을 교대로 반복한다.

point
발목에서부터
시작한다.

두 다리 각각
30초간
실시한다.

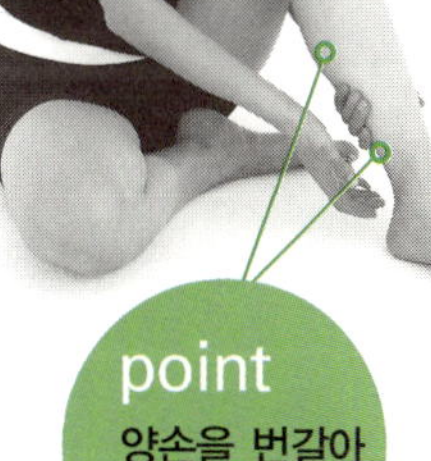

point
양손을 번갈아
움직인다.

계속

고관절 슬림 케어

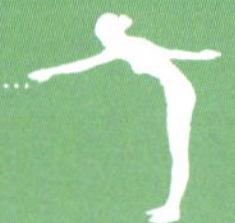

고관절을 부드럽게 하는 동작부터 시작한다.
어떤 동작이든 천천히 실시하는 것이 포인트.

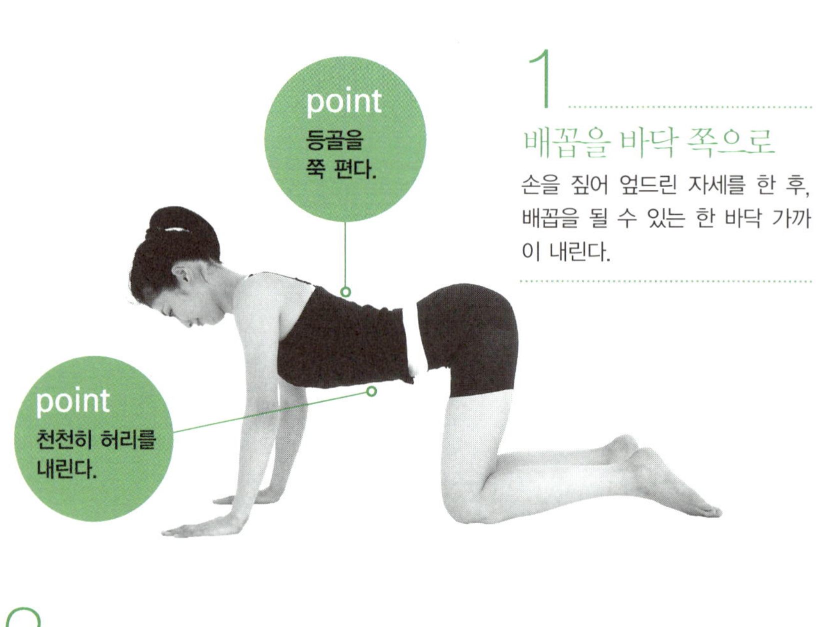

1

배꼽을 바닥 쪽으로

손을 짚어 엎드린 자세를 한 후,
배꼽을 될 수 있는 한 바닥 가까
이 내린다.

2

등을 둥글게 한다

크게, 천천히 등을 둥글게 한다.

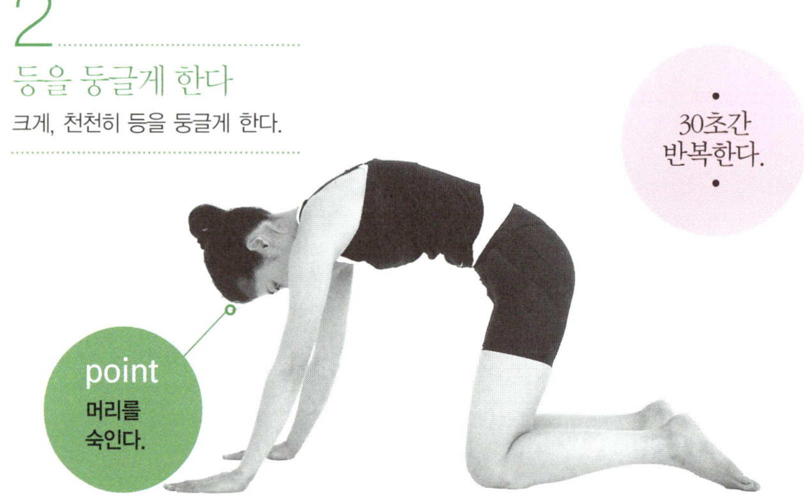

30초간
반복한다.

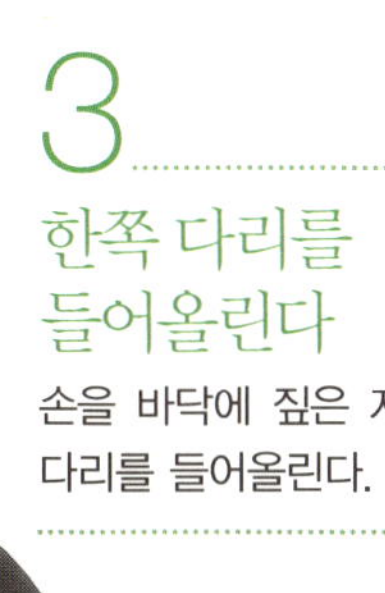

3

한쪽 다리를
들어올린다

손을 바닥에 짚은 자세로 한쪽
다리를 들어올린다.

4

굽혔던 다리를
크게 쭉 편다

굽혔던 다리를 발꿈치가 힙 라인과
평행이 될 정도로 크게 뻗는다.

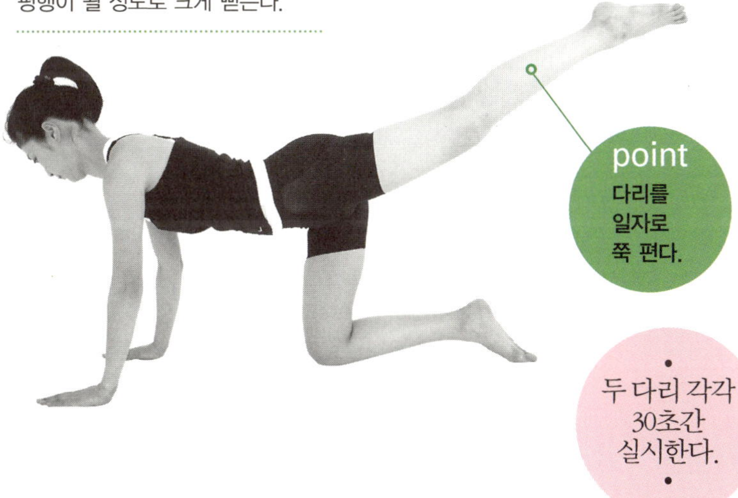

계속

5

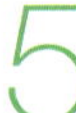

원을 그리는 느낌으로
골반 전체를 크게 돌린다

일어서서 다리를 어깨 폭 정도로 벌린
다. 손을 허리에 대고 허리를 천천히
크게 돌린다.

계속해서 잘록 허리 림프케어 02로 넘어가자.

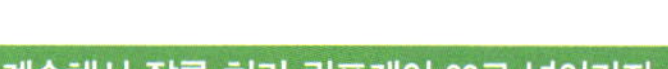

골반 림프케어 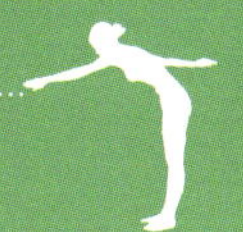

다리가 연결되는 골반 부위는 하반신의 림프가 흘러드는 장소다.
이곳을 눌러 노폐물을 배출한다.
림프의 흐름이 좋아지고 허리 셰이프업에도 효과적이다.

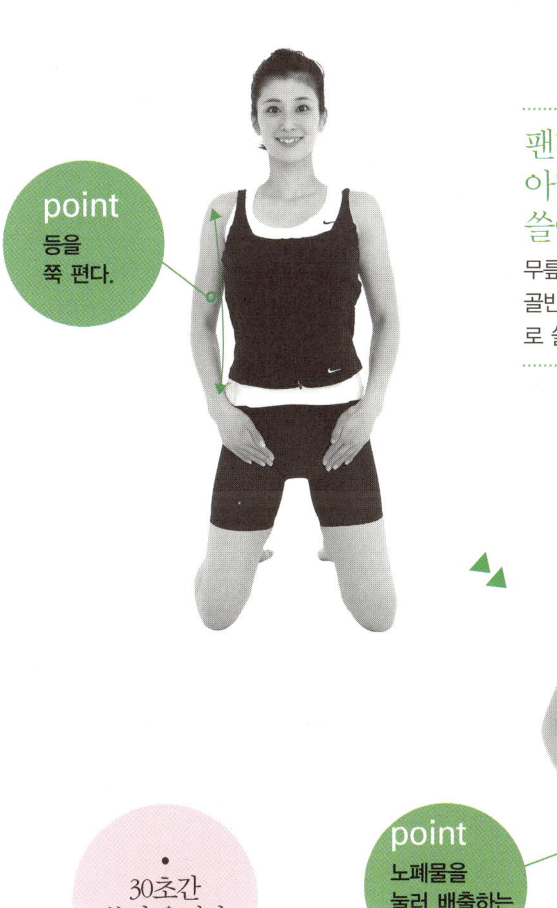

point
등을
쭉 편다.

팬티 라인을 따라 아래에서 위로 쓸어 올려준다

무릎을 꿇고 선다. 양손바닥을 골반 안쪽에 대고 아래에서 위로 쓸어 올린다.

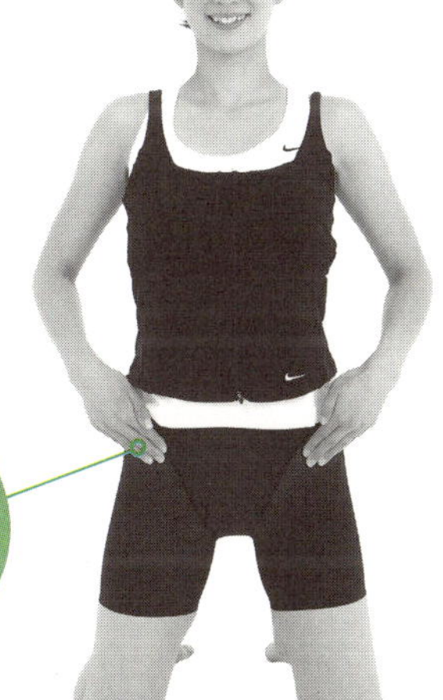

point
노폐물을
눌러 배출하는
느낌으로.

30초간
쓸어 올린다

▶ ▶ ▶ ▶ ▶ ▶ ▶ ▶ ▶   계속해서 잘록 허리 림프케어 03으로 넘어가자.

허벅지 셀룰라이트 케어

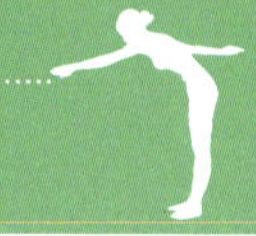

허벅지와 허리 림프 흐름을 좋게 하는 스트레칭.
스트레칭 동작 하나하나를 골반 림프절까지 밀어 올리는 느낌으로 한다.

● 안쪽 허벅지 셀룰라이트를 풀어준다

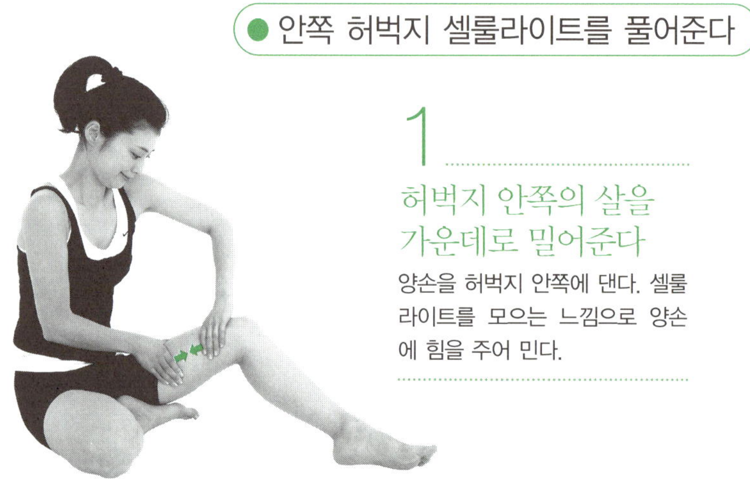

1

허벅지 안쪽의 살을 가운데로 밀어준다

양손을 허벅지 안쪽에 댄다. 셀룰라이트를 모으는 느낌으로 양손에 힘을 주어 민다.

2

허벅지를 넓게 잡고 풀어준다

모인 셀룰라이트를 넓게 잡고 골반 쪽으로 조금씩 위치를 바꿔가며 양손으로 세심하게 문질러 풀어준다.

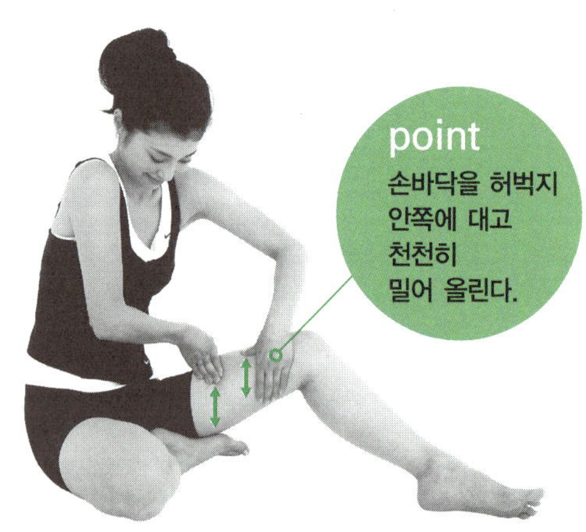

point
손바닥을 허벅지 안쪽에 대고 천천히 밀어 올린다.

3

무릎 아래부터
골반 라인까지 주무른다

무릎 아래에서 골반 라인까지 양손으로 번갈아가며 쓸어 올린다.

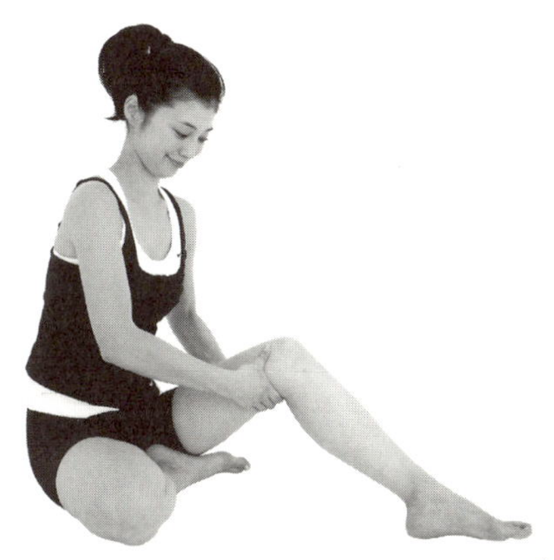

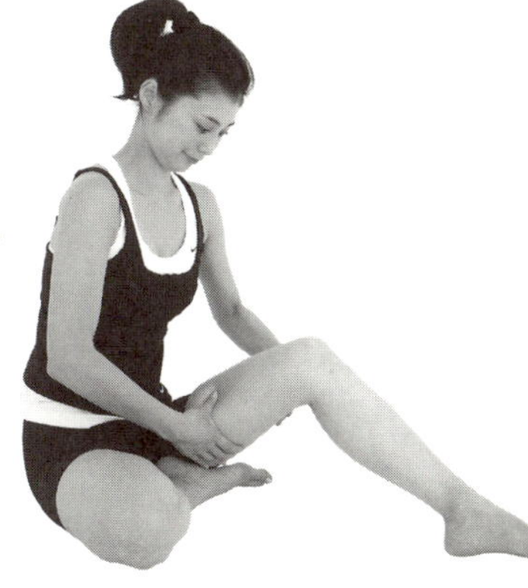

● 바깥 허벅지 셀룰라이트를 풀어준다

4

허벅지를 잡고
비틀어가면서 풀어준다.

다리를 앞쪽으로 내어 편안한 자세로 앉는다. 한쪽 무릎을 살짝 굽혀 안쪽으로 눕힌다. 양손으로 바깥 허벅지를 넓게 잡고 위아래로 비틀면서 꼼꼼히 풀어준다.

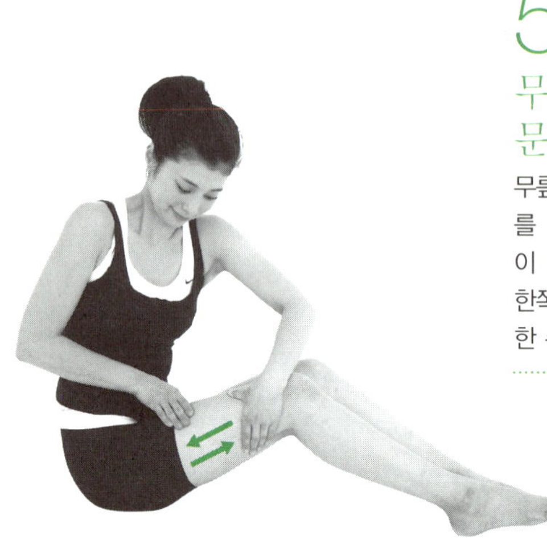

5

무릎 위에서 골반 라인까지 문질러 풀어준다

무릎 위에서 골반 라인까지 조금씩 위치를 바꿔가면서 문질러 풀어준다. 좌우 손이 같은 방향으로 움직이는 것이 아니라 한쪽이 골반 라인을 향하고 있을 때 다른 한 손은 무릎을 향해 문지른다.

6

무릎 옆에서부터 골반 라인까지 쓸어 올려준다

무릎 옆에서부터 골반 라인까지 쓸어 올려준다. 5와 마찬가지로 한 손이 골반 쪽을 향할 때 다른 한 손은 허벅지 옆에 위치한다.

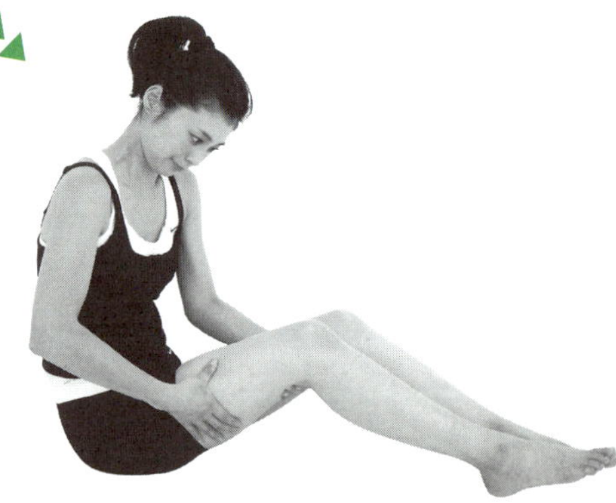

7

타월을 짜듯
엉덩이를 풀어준다

일어서서 한쪽 다리를 올린다.
양손을 엉덩이와 다리 경계 부
위에 놓고 타월을 짜는 느낌으
로 엉덩이를 풀어준다.

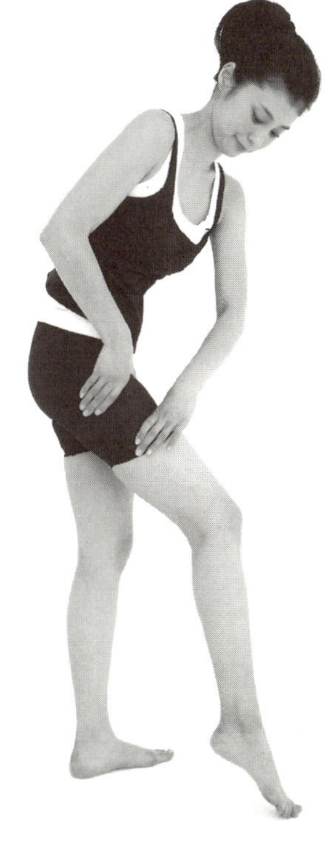

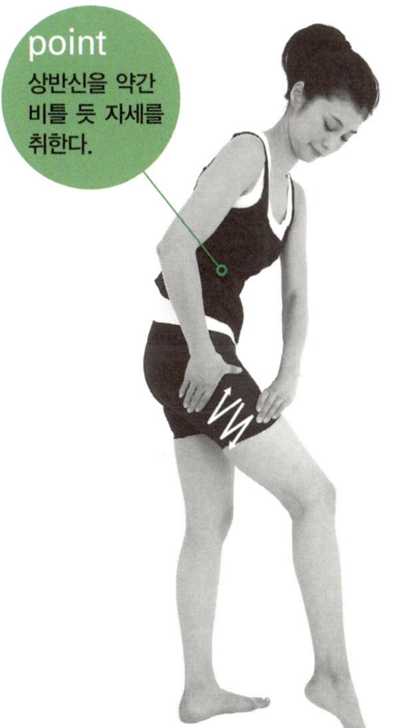

8

오른손은 엉덩이,
왼손은 허벅지를 향해
풀어준다

한쪽 손은 엉덩이 위쪽을 향하
고, 다른 손은 허벅지를 향해 천
천히 풀어준다.

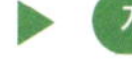

9

뱃살을 잡는다

허리 옆 군살을 양손으로 잡아 부드럽게
위아래로 비틀 듯 풀어준다. 3~4군데 반
복한다.

좌우 각각
30초간
실시한다.

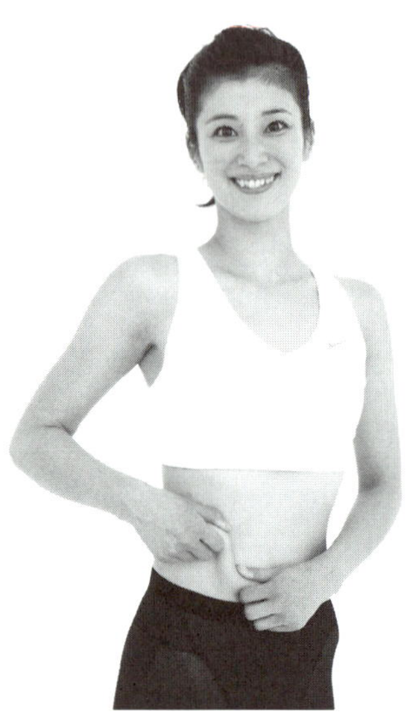

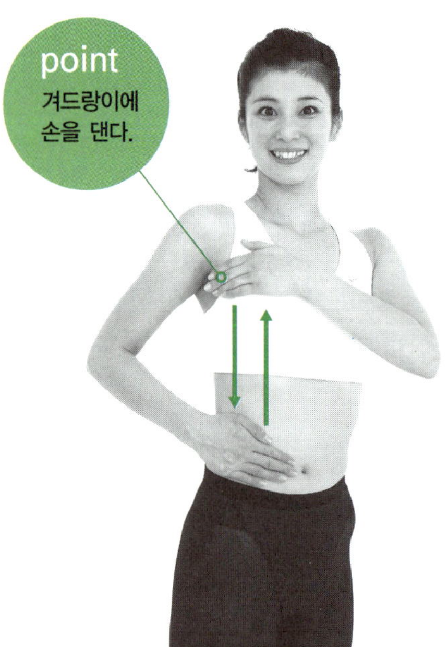

10

허리에서 가슴까지
쓸어 올려준다

한쪽 손바닥을 겨드랑이 옆에 댄다. 다른
한 손은 허리에 대고 좌우 손을 번갈아
움직이며 가슴까지 쓸어 올렸다 내리는
동작을 반복한다.

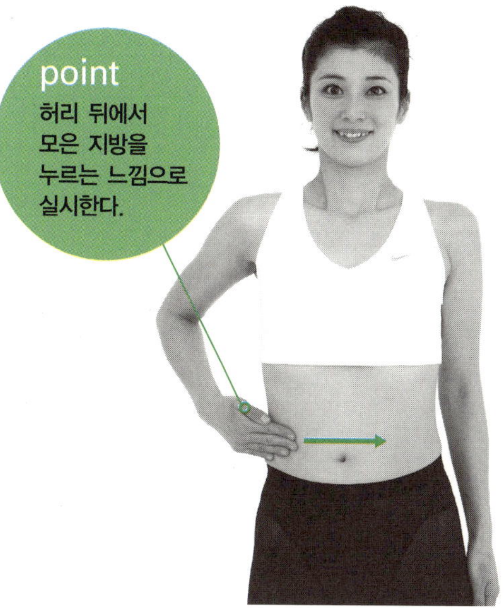

11

배꼽 쪽을 향해 지방을 눌러준다

허리 뒤쪽에서 배꼽 쪽을 향해 손바닥으로 지방을 강하게 눌러가며 밀어준다.

12

반대편 허리까지 쭉 눌러준다

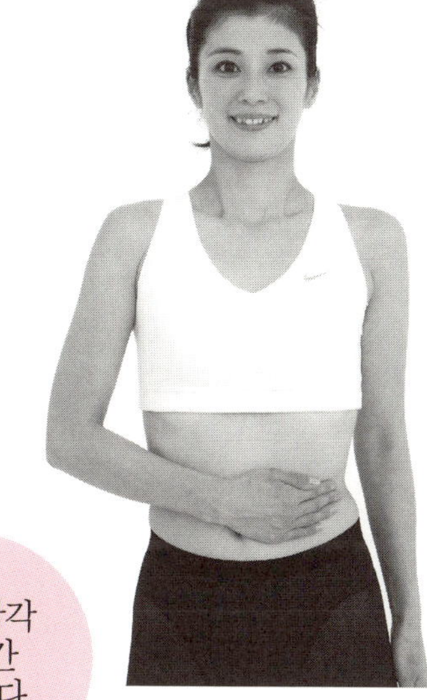

경추 스트레칭

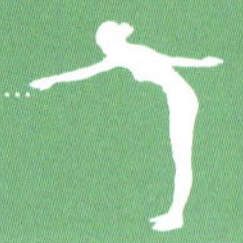

경추를 부드럽게 풀어주는 스트레칭이다.
1~4까지 연속해서 하면 몸뿐 아니라 마음도 한결 편안해진다.

1

엄지손가락을
턱 아래 대고
얼굴을 뒤로 젖힌다

양손 엄지손가락을 턱 아래에
대고 얼굴을 뒤로 젖혀 누른다.

30초간
실시한다.

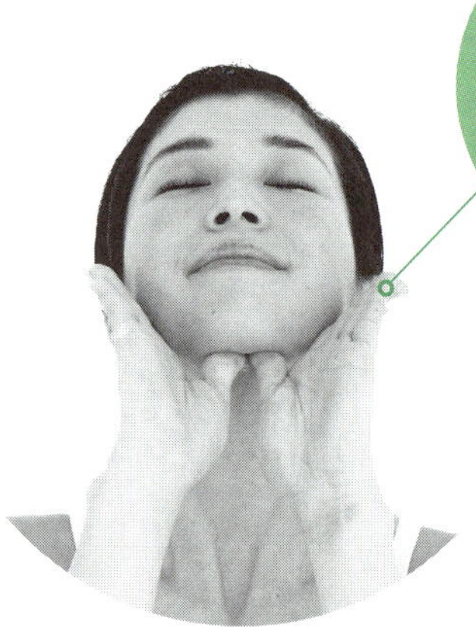

2

목을 숙여
후두부를 누른다

발끝을 보는 느낌으로 고개를
숙인다. 양손으로 후두부를 누
른다.

30초간
실시한다.

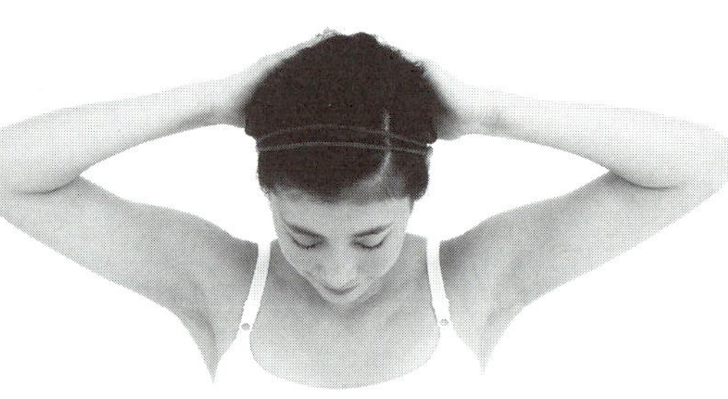

3

머리 정수리를 잡고 오른쪽으로 기울인다

오른손으로 머리 정수리 부분을 잡고 머리를 오른쪽으로 기울인다. 30초 간 이 자세를 유지한다. 왼쪽도 같은 방법으로 반복한다.

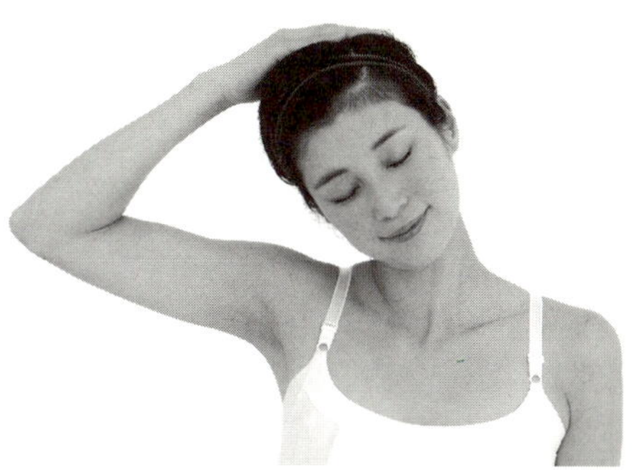

좌우 모두
30초간
실시한다.

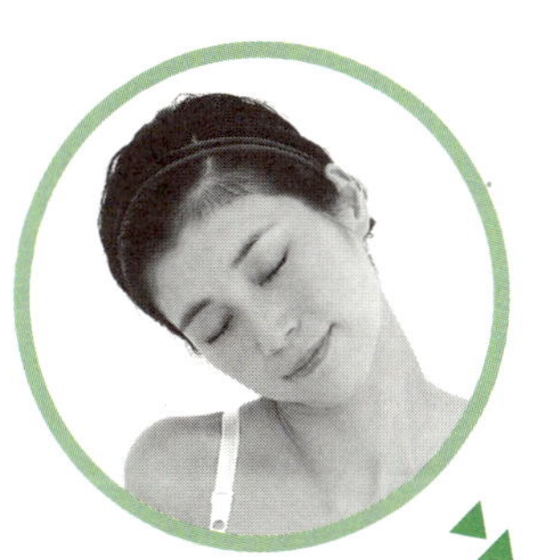

4

크게 목을 돌린다

눈을 감고 오른쪽으로 크게 천천히 10초 정도 목을 돌린다. 왼쪽도 같은 방법으로 실시한다.

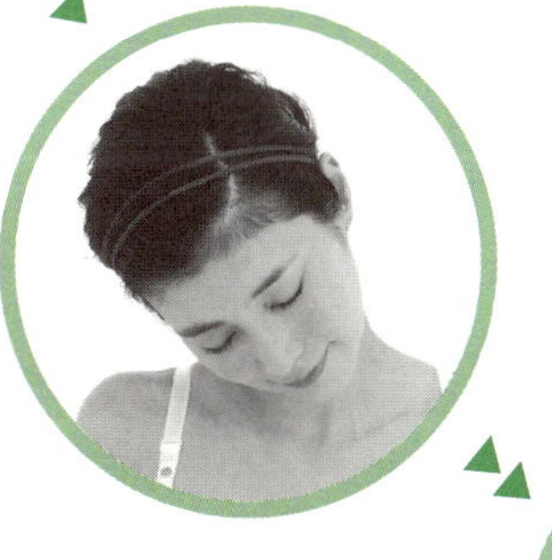

좌우 모두
10초간
목을 돌린다.

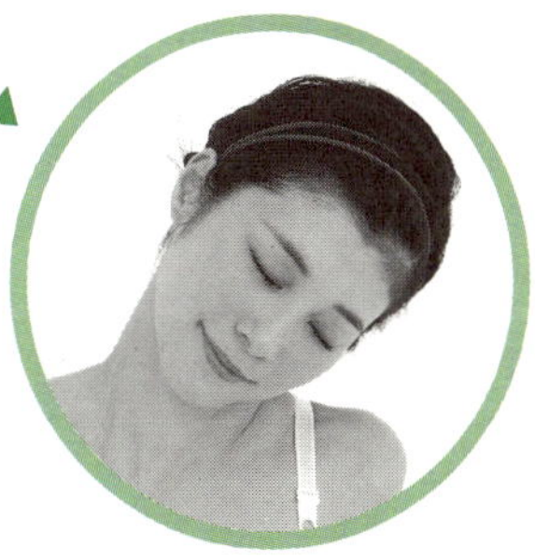

계속해서 작은 얼굴 림프케어 02로 넘어가자.

목과 데콜테 라인 림프케어

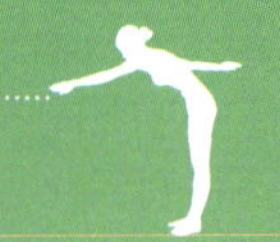

목과 데콜테 라인(가슴과 목 사이의 쇄골 라인)을 정리하면
몸 전체가 슬림하게 돋보인다.

● 경부 림프케어

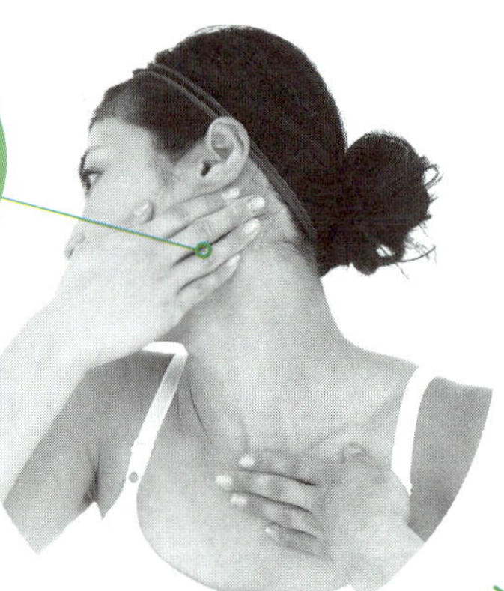

1

옆 목을 아래에서 위로 쓸어 올린다

양손을 이용해 옆 목을 아래에
서 위로 쓸어 올린다. 반대쪽도
같은 방법으로 실시한다.

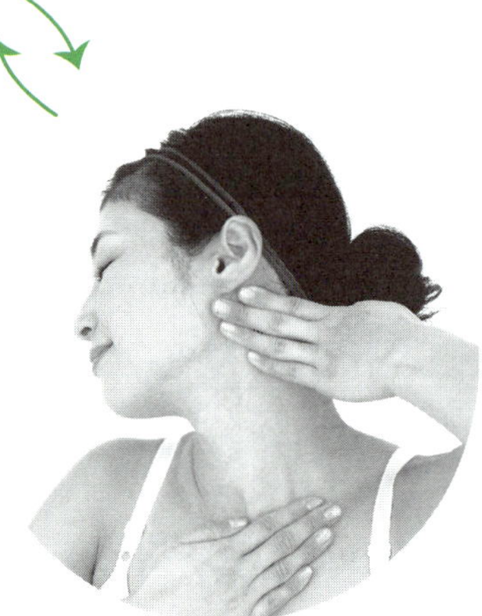

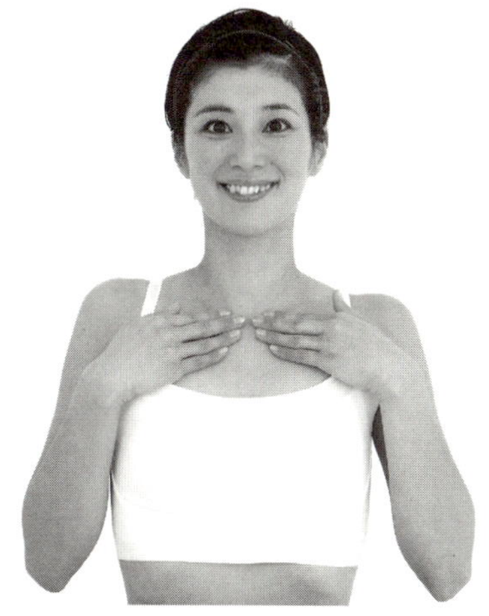

2
데콜테 라인을 만져준다
데콜테 라인을 가운데서 위쪽 방향
으로 만져준다.

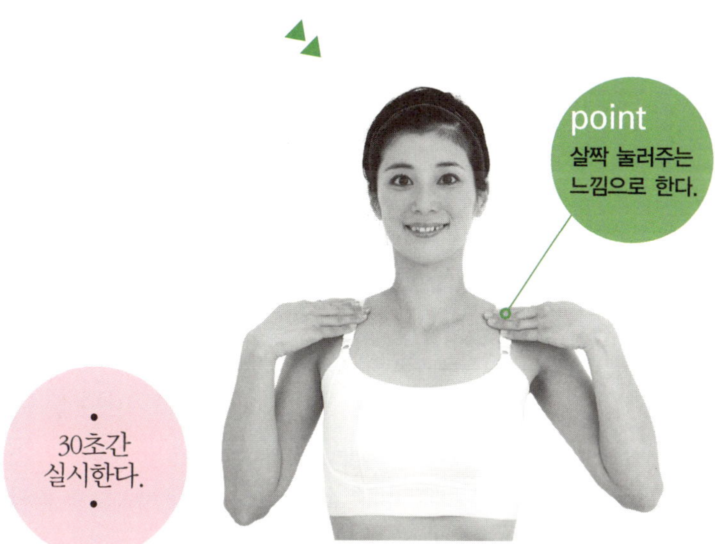

계속

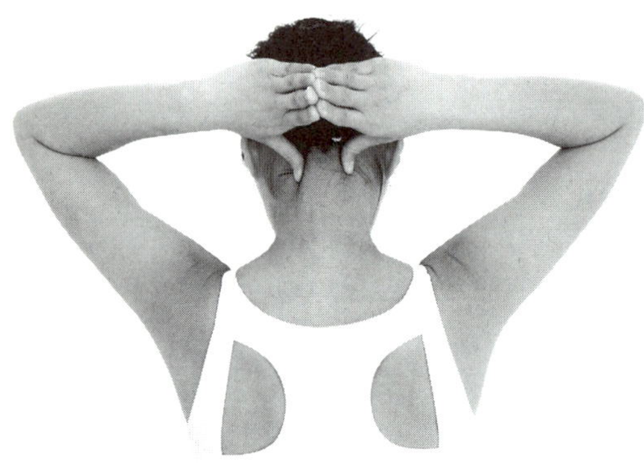

3
후두부와 경추 라인을 만져준다
좌우 엄지손가락을 경추 라인 위쪽에 댄다. 여기부터 목덜미까지 라인을 따라 만져준다.

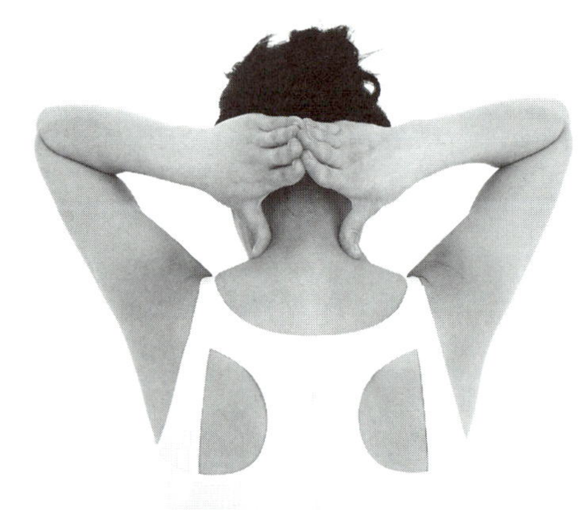

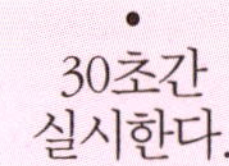

30초간
실시한다.

계속해서 작은 얼굴 림프케어 03으로 넘어가자.

작은 얼굴 스트레칭

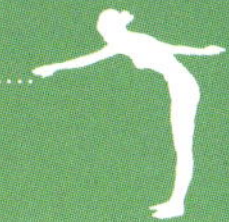

1~19까지 스트레칭을 마치고 나면 딱딱했던 얼굴 근육이 풀어지고
전체적으로 부드러운 인상으로 변하게 된다.
표정도 한층 밝아져 호감도 UP!

● 무거웠던 머리를 가볍게, 흐름을 원활하게!

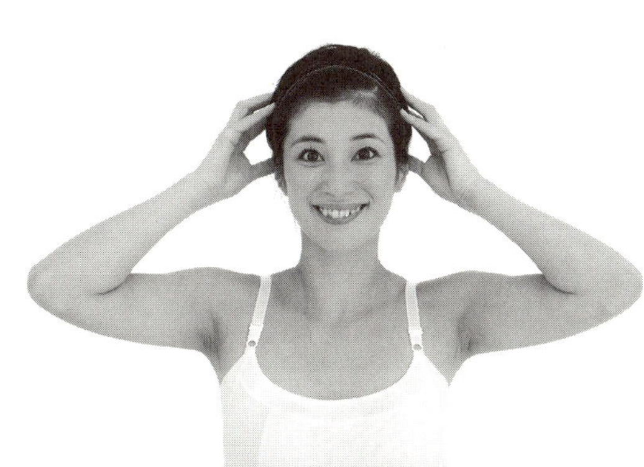

1

손가락 끝을 이용해 머리 전체를 가볍게 두드린다

엄지손가락 이외 4개 손가락을
넓게 펴서 손끝으로 머리 전체를
여기저기 부드럽게 두드린다.

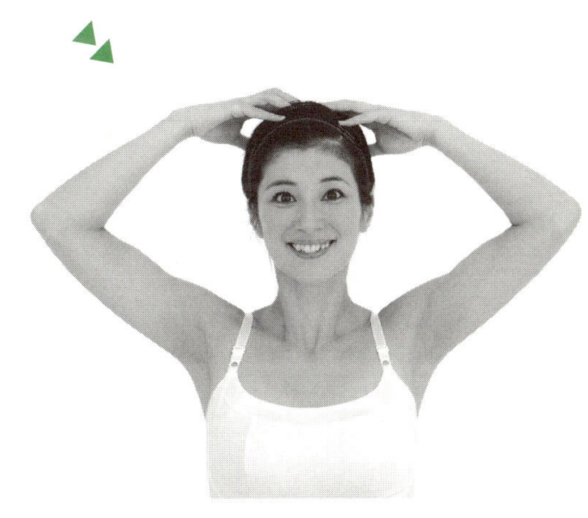

30초간
두드린다

▶ ▶ ▶ ▶ ▶ ▶ ▶ ▶ 계속

2

엄지손가락으로
관자놀이를 누른다

엄지손가락을 관자놀이에 대고
30초간 계속 눌러준다.

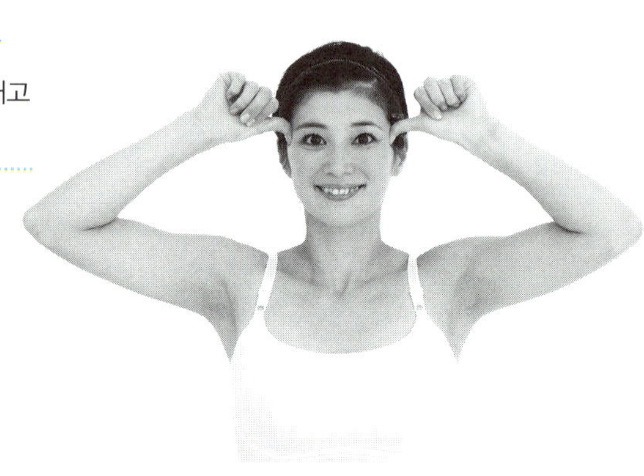

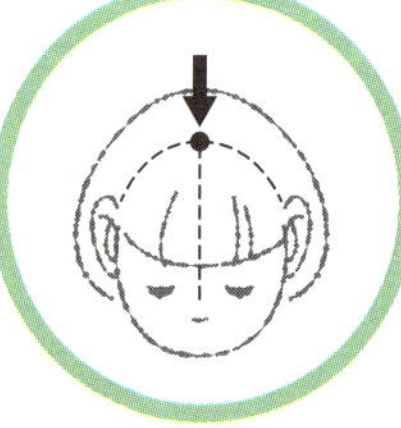

point

중지가 정수리(백회혈)에 오게 한다.

두 귀에서 똑바로 올라간
선과 미간의 중심에서 올
라간 선이 교차하는 머리
의 정중앙 부분이 바로
백회혈이다.

3

양손 중지로
정수리를 누른다

양손 중지로 머리의 정수리 부분
(백회혈)을 강하게 누른다.

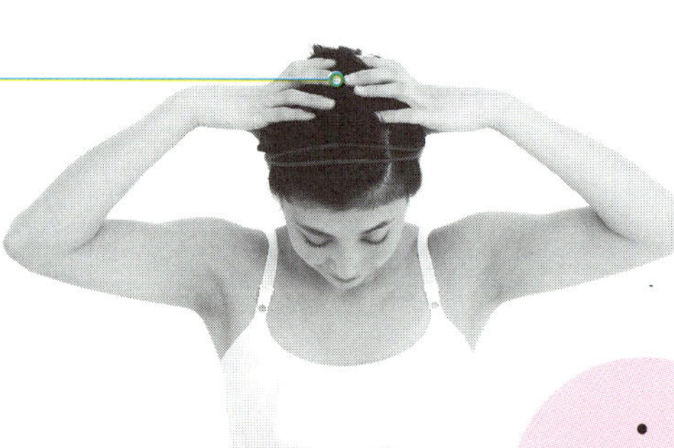

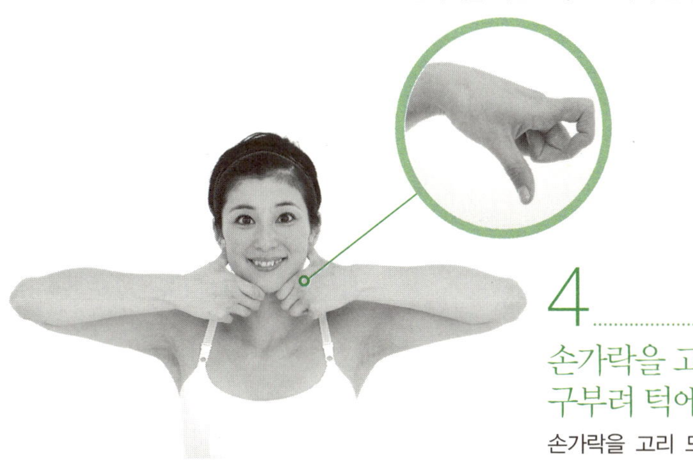

point
손가락을 이런 모양으로 구부린다.

4

손가락을 고리 모양으로 구부려 턱에 댄다

손가락을 고리 모양으로 구부려, 양
손 엄지손가락을 악관절에 댄다. 양
손 검지의 제2관절을 아래턱에 댄다.

5

아래턱에서 광대뼈까지 천천히 쓸어 올린다

양손 엄지손가락을 지점으로 하여
턱 선을 따라 광대뼈 라인까지 천천
히, 부드럽게 쓸어 올린다.

30초간
실시한다.

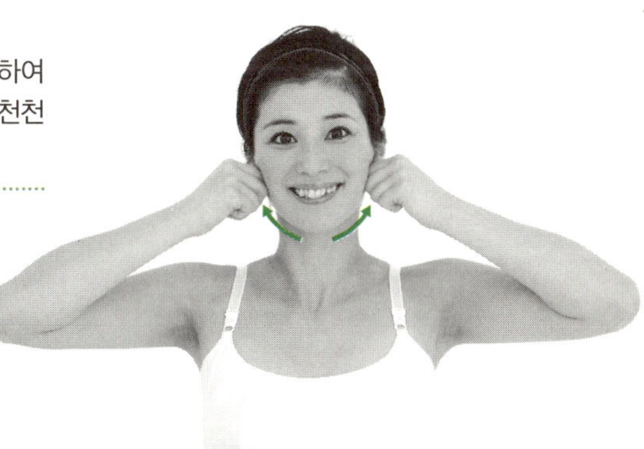

▶ ▶ ▷ ▷ ◁ ▶ ▶ ▶ 계속

6

손가락으로 삼각형을 만들어 볼을 잡는다

양손 엄지와 검지로 삼각형을 만든다. 이 상태로 볼살을 집는다. 이때 중지, 약지, 새끼손까락은 검지에 붙여 같이 삼각형을 만든다.

point
양손 손가락을 모아 삼각형을 만든다.

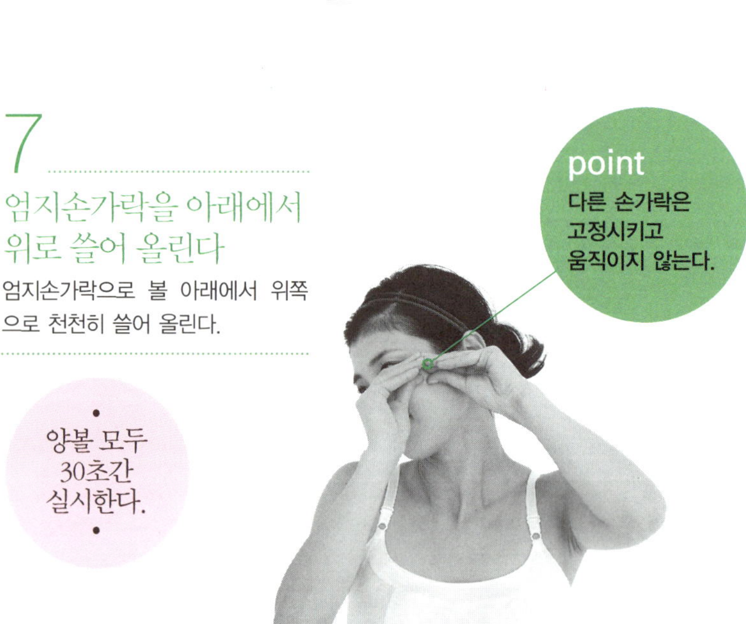

7

엄지손가락을 아래에서 위로 쓸어 올린다

엄지손가락으로 볼 아래에서 위쪽으로 천천히 쓸어 올린다.

point
다른 손가락은 고정시키고 움직이지 않는다.

양볼 모두 30초간 실시한다.

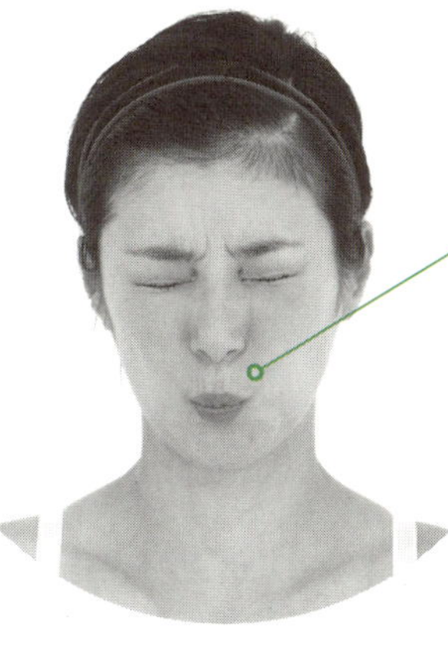

8

미간에 주름을 모아 우는 얼굴을 만든다

미간에 주름을 모아 우는 표정을 짓는다. 눈을 가늘게 뜨고 입은 한껏 오므린 채 '우~' 하고 소리를 내는 느낌으로.

9

눈과 입을 크게 벌리고 웃는 얼굴을 만든다

최대한 눈을 크게 뜨고, 입을 벌려 웃는 얼굴을 만든다. '하' 하는 소리를 내면 쉽게 표정을 만들 수 있다.

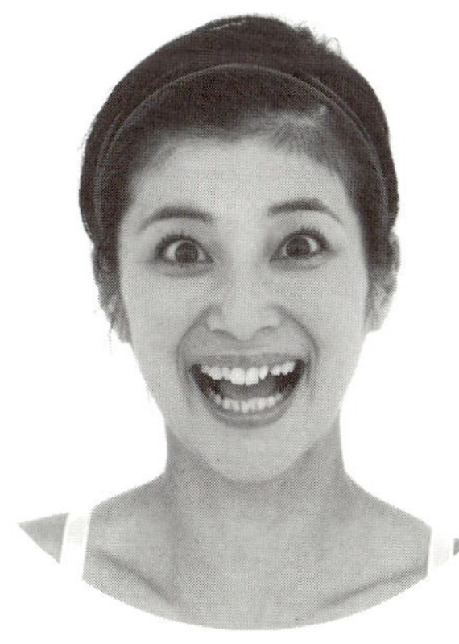

▶ ▶ ▶ ▶ ▶ ▶ ▶ ▶ ▶ 계속

10

광대뼈 아래를 누른다

양손 검지로 광대뼈 아래를 60초
간 눌러준다.

60초간
누른다.

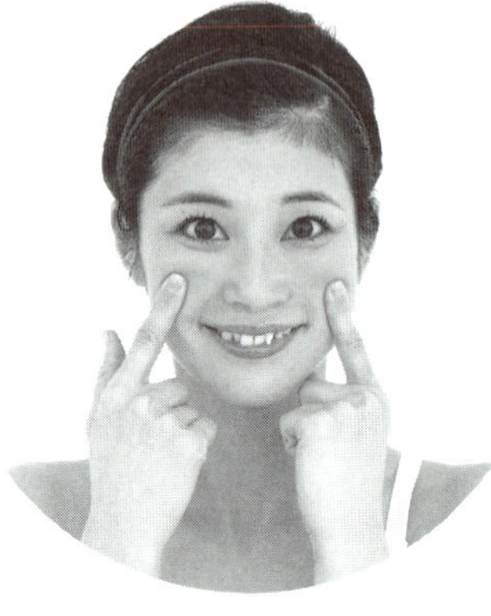

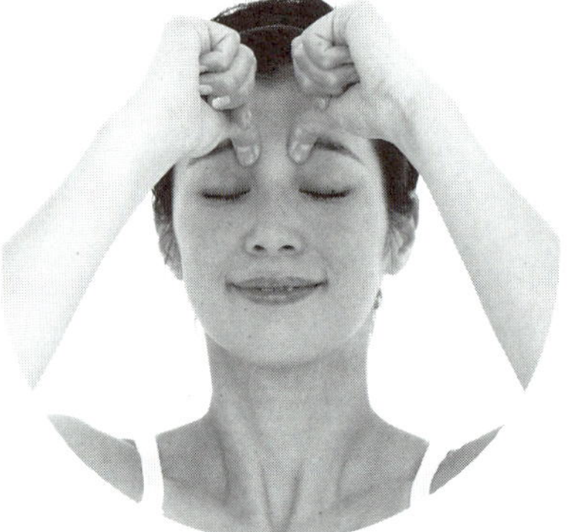

11

엄지손가락으로
눈썹 머리를 누른다

양손 엄지손가락으로 눈썹 머리
부분을 눌러준다.

30초간
누른다.

12

눈썹 라인을 따라 누른다

눈썹 라인을 엄지손가락으로 누른다.

30초간
누른다.

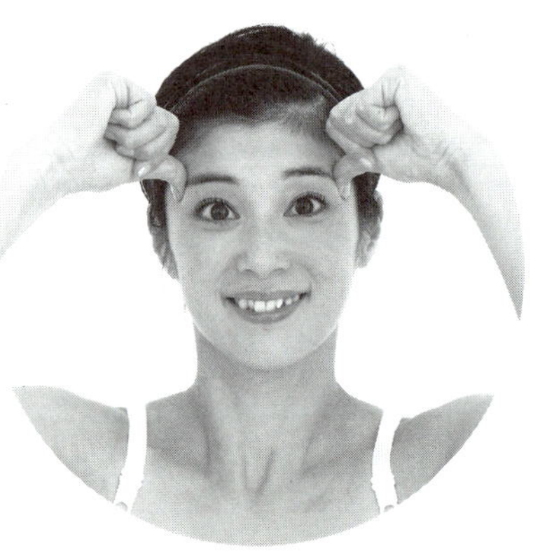

13

손가락을 고리 모양으로 굽혀 눈썹 머리를 누른다

검지를 고리 모양으로 만들어 눈썹 머리를 엄지손가락으로 누른다.

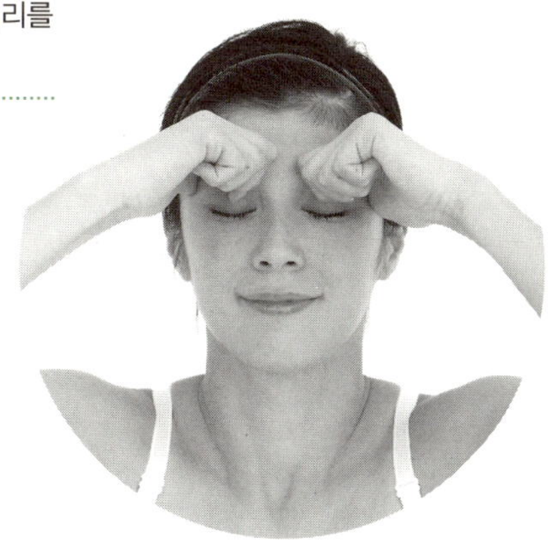

14

눈썹 라인을 따라 눌러준다

눈썹 라인을 따라 고리 모양으로 굽힌 손가락을 이용해 눌러준다.

30초간
누른다.

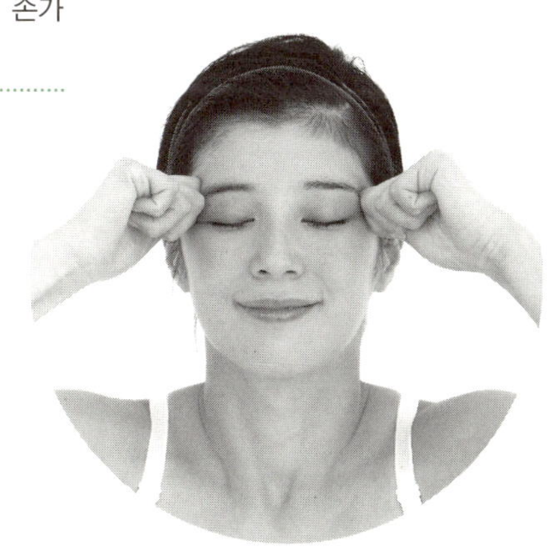

계속

15

혀를 팔자주름 부근에 댄다

혀를 팔자주름이 있는 부근에 대고 볼 안
쪽에서 쑥 민다.

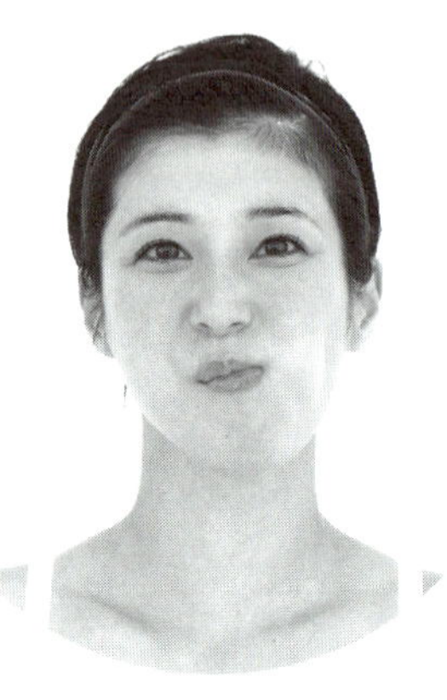

16

위아래로 문질러준다

검지와 혀 사이에 팔자주름선이
오도록 하여 위에서 아래로 부드
럽게 문질러준다.

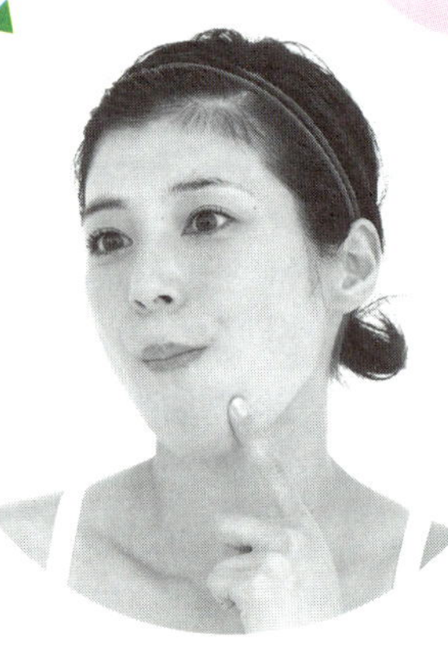

좌우 교대로
3세트씩 한다.

17

손가락 사이로 볼을 집는다

팔꿈치를 귀 높이까지 올린다. 검지와 중지를 가볍게 벌려 손가락 사이로 볼을 집는다. 팔꿈치를 떨어뜨리면서 턱 라인을 따라 반대쪽으로 손을 천천히 움직인다.

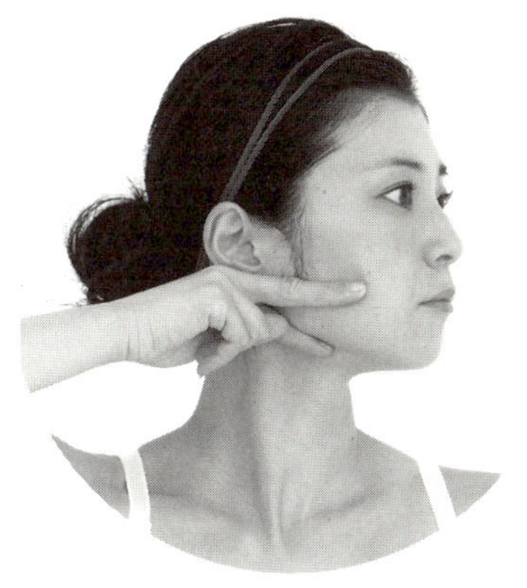

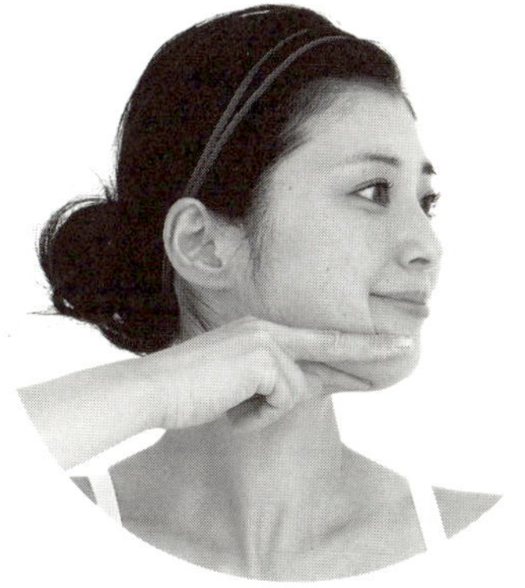

18

그대로 아래 턱 위치까지 내려온다

아래턱 위치까지 오면 반대편 귀 쪽으로 올라간다.

19

반대쪽 귀를 잡는다

귀를 잡을 수 있는 곳까지 올라간다. 반대쪽에서도 같은 방법으로 반복한다.

좌우 각각
30초간
반복한다.

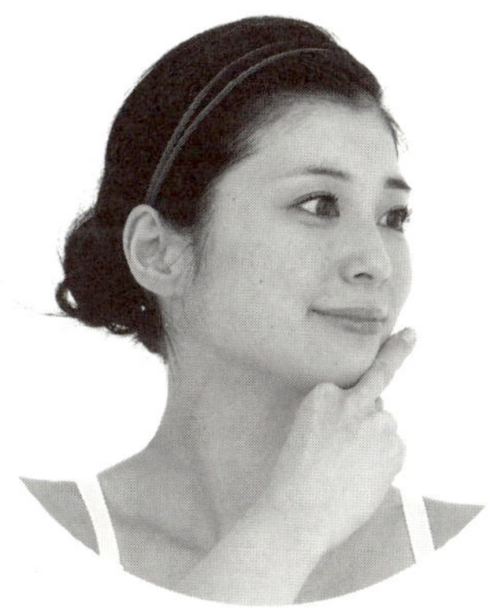

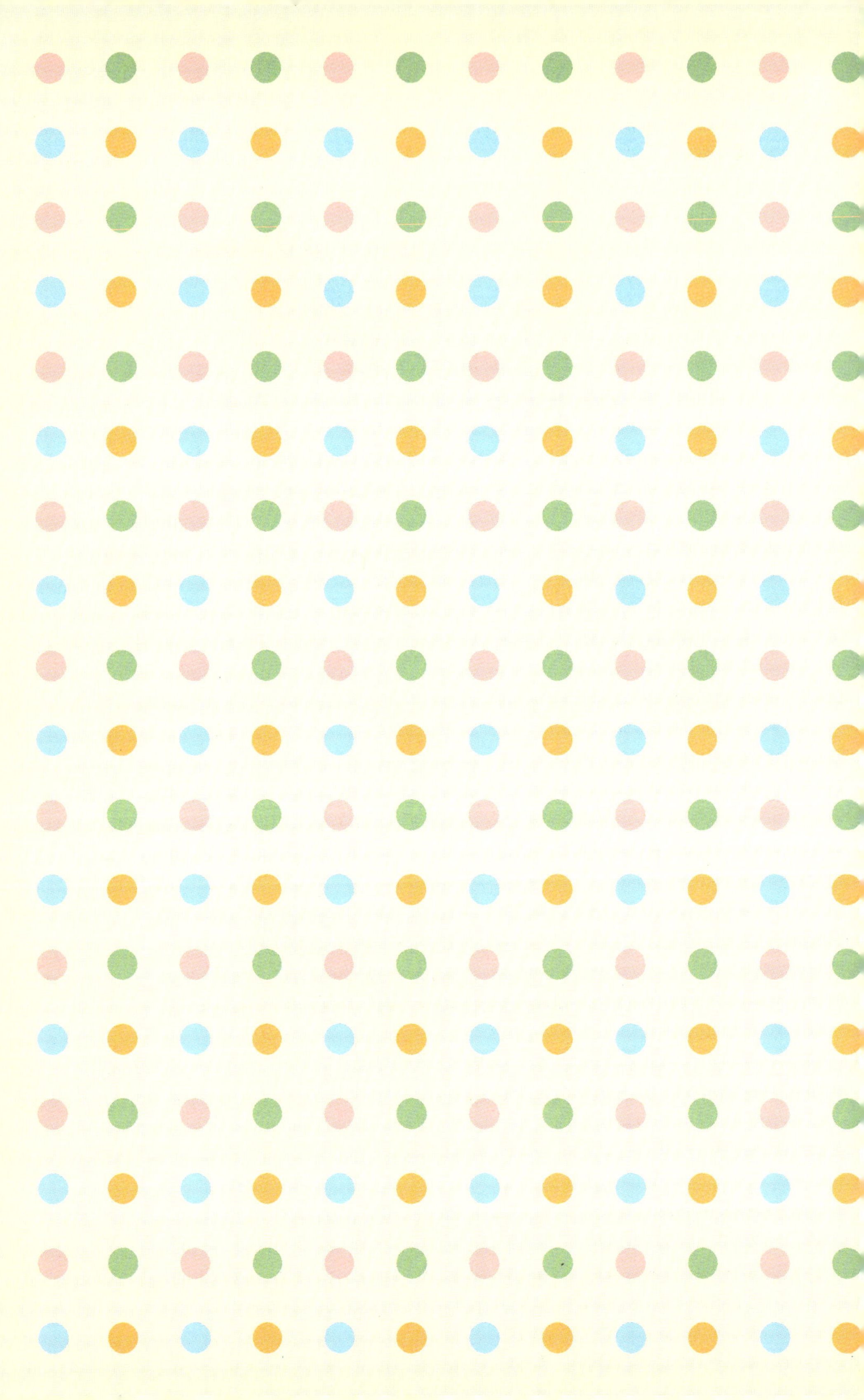